全国高等院校医学实验教学规划教材

医学机能学创新性、探究性实验

主　编　汪晨净

科　学　出　版　社

北　京

内 容 简 介

本书共分三部分，第一部分为“医学机能学创新性实验”，按系统精选的多个创新性实验，供参与开放性实验项目的学生选择实施。第二部分为“医学机能学探究性实验”，主要包括扩展性和自行设计性实验，扩展性实验要求学生在已提供的基本实验平台条件下，自行完成从实验设计到实施的全过程。自行设计性实验要求学生在掌握了实验设计的基本原则及步骤的前提下，选择设计题目，并完成全部实验。第三部分为“病例讨论”，要求学生对具体临床病例的病理过程、临床表现及诊疗措施进行分析讨论，以提高学生解决临床实际问题的能力。

本书针对医学院校学生编写，具有较强实用性和选择性，可作为各高等医学院校各专业各层次学生的实验教材。

图书在版编目(CIP)数据

医学机能学创新性、探究性实验 / 汪晨净主编. —北京：科学出版社，2015.6

全国高等院校医学实验教学规划教材

ISBN 978-7-03-045011-1

Ⅰ. ①医… Ⅱ. ①汪…Ⅲ.①实验医学-高等学校-教材 Ⅳ. ①R-33

中国版本图书馆 CIP 数据核字(2015)和第 130145 号

责任编辑：朱　华 / 责任校对：包志虹
责任印制：徐晓晨 / 封面设计：范璧合

科学出版社出版
北京东黄城根北街 16 号
邮政编码：100717
http://www.sciencep.com

北京科印技术咨询服务公司 印刷
科学出版社发行　各地新华书店经销
*
2015年6月第　一　版　　开本：787 × 1092
2016年1月第二次印刷　　印张：9
字数：205 000

定价：39.80元

(如有印装质量问题，我社负责调换)

前　言

为适应高等医学院校教学改革的需要，我们医学院机能学教研室在学校的大力支持下，于 2004 年起将生理学、药理学和病理生理学三门课程的实验内容有机结合在一起，统一安排实验进程，形成独立、完整的“机能学实验”课程，达到资源共享的目的。

近年来，培养创新性医学本科毕业生已成为许多医学院校面临的新任务。尤其是理科实验教学改革，更是各学校密切关注的问题。我校医学院为适应当前创新性人才培养的新要求，投入了很大的力量。为学生开放实验室，鼓励学生开展创新性实验，以及在老师的指导下积极申报开放性实验项目及各级大学生创新性科研课题，以期培养学生的创新性思维，提高学生的科研素质。

为使学生能更好的开展创新性实验，我们在总结了十年来“基础医学机能学实验”课程实践的基础上，编写了《医学机能学创新性、探究性实验》教程。本教程共分三部分，第一部分为“医学机能学创新性实验”，按系统精选的多个创新性实验，供参与开放性实验项目的学生选择实施，以提高学生参与科研实验的积极性；第二部分为“医学机能学探究性实验”，主要包括扩展性和自行设计性实验。扩展性设计实验要求学生在已提供的基本实验平台条件下，自行完成从实验设计到实施的全过程。自行设计性实验要求学生在掌握了实验设计的基本原则及步骤的前提下，选择设计题目，并完成全部实验。探究性实验可充分启发学生的科研思维，调动学生开展科研实验的积极性，并可使学生掌握科研工作的基本过程，提高科研能力；第三部分为“病例讨论”，要求学生对具体临床病例的病理过程、临床表现及诊疗措施进行分析讨论，以提高学生解决临床实际问题的能力。

本书针对医学院校学生编写，具有较强实用性和选择性，可作为各高等医学院校各专业各层次学生的实验教材，也可供有条件的中等医学专科学校选用。

由于编者水平有限，难免有不足之处，欢迎读者批评、指正，供今后修订时参考。

编者

2015 年 3 月于西北民族大学医学院

目　　录

第一部分　医学机能学创新性实验

第二部分　医学机能学探究性实验

第三部分　病 例 讨 论

第一部分　医学机能学创新性实验

第一章　神经、肌肉电生理实验

实验 1　高渗葡萄糖溶液对蛙坐骨神经干动作电位的影响

【实验目的】

观察不同浓度的高渗葡萄糖溶液对蛙坐骨神经干动作电位的影响。

【实验原理】

根据文献报道，高渗葡萄糖溶液对神经干动作电位的幅值有明显的、可逆的、减小作用，对传导速度有减慢作用。一般认为高渗葡萄糖溶液的作用机制有两方面：一方面，高渗透压导致神经脱水，神经纤维脱水后，直径变小，电阻变大，从而导致其传导动作电位的机能下降，甚至出现神经传导阻滞。同时，由于神经细胞处于高渗状态下，细胞内外渗透压差异变小，水分从细胞外向细胞内转移，以致细胞内外离子浓度发生变化，细胞外钠离子浓度变小，细胞内钠离子浓度变大，细胞内外钠离子浓度差别减少，当神经细胞受刺激，产生冲动时，钠离子内流减少，而导致神经干动作电位幅值减小。另一方面，葡萄糖作为一种能源物质，进入细胞后，神经传导机能增强。不过由于葡萄糖作为一种大分子物质，不易通过细胞膜，被吸收量取决于细胞内外的离子浓度差及膜对它的通透性。本实验用电生理学方法，对高渗葡萄糖溶液影响蛙离体坐骨神经干的复合动作电位的幅度和速度进行观察，分析其影响动作电位的原理。

【实验对象】

青蛙或蟾蜍坐骨神经-腓神经标本。

【药品与器材】

任氏液、50%葡萄糖溶液、20%甘露醇注射液。

BL-420 生物机能信号系统、神经标本屏蔽盒、动作电位引导输入线、电刺激输出线、蛙类解剖手术器械(手术剪、手术镊子、玻璃解剖针、手术刀、粗剪刀、金属探针)、滤纸、丝线、棉线、滴管。

【实验方法与步骤】

1. 实验分组　分对照组及实验组。对照组分为对照 1 组：0.25mol/L 甘露醇溶液；对照 2 组：0.5mol/L 甘露醇溶液；对照 3 组：1mol/L 甘露醇溶液；对照 4 组：2mol/L 甘露醇溶液。实验组分为实验 1 组：0.25mol/L 葡萄糖溶液；实验 2 组：0.5mol/L 葡萄糖溶液；实验 3 组：1mol/L 葡萄糖溶液；实验 4 组：2mol/L 葡萄糖溶液。

2. 制备坐骨神经-腓神经标本

(1)破坏脑、脊髓：取青蛙一只，用自来水冲洗干净。左手握蛙、用示指下压头部前端，拇指按压背部，使头前俯。右手持探针由头端沿正中线向尾端触划，触到凹陷处即枕骨大孔所在部位。将探针由此垂直刺入枕骨大孔、再将针折向前方插入颅腔并左右捣毁脑组织；然后将针退出至刺入点皮下，针尖倒向后方，通过椎管捣毁脊髓。待四肢肌肉松弛，呼吸消失，表示脑和脊髓完全破坏，否则按上法重新捣毁。

(2)去除躯干上部和内脏：在骶髂关节水平上 0.5～1cm 处剪断脊柱，左手握住脊柱下方断端，使头与内脏自然下垂，右手持粗剪刀，沿脊柱两侧剪除一切内脏及头胸部，留下后肢、骶骨、脊柱以及紧贴于脊柱两侧的坐骨神经。

(3)剥皮：左手握紧脊柱断端，右手捏住断端边缘皮肤，用力向下剥掉全部后肢的皮肤。把标本放在盛有任氏液(Ringer′ s solution)的烧杯中。洗净双手及用过的全部手术器械再进行下面步骤。

(4)分离两腿：用镊子夹住脊柱将标本提起，背面朝上，剪去向上突起的尾骨。然后沿正中线用粗剪刀将脊柱和耻骨联合中央剪开分为两半(勿损伤神经)。将标本浸入盛有任氏液的培养皿内。

(5)制作坐骨神经-腓神经标本：取一腿放置蛙板中央，腹侧向上用蛙钉固定。用玻璃分针沿脊柱侧游离坐骨神经，并于近脊柱端用任氏液浸泡过的棉线结扎。再将标本背面朝上放置，剪去梨状肌及其附近的结缔组织。循坐骨神经沟找出坐骨神经大腿段，用玻璃分针小心剥离，然后从脊柱端将坐骨神经剪断，手持结扎线轻轻提起，剪断坐骨神经所有分支，游离神经至腘窝处。坐骨神经在腘窝上方分为胫神经和腓神经两支。在分叉下剪断内侧的胫神经。沿腓肠肌沟分离腓神经直至足部，用线结扎并剪断。也可剪断腓神经而分离胫神经，制备坐骨神经-胫神经标本。将制备好的神经标本浸泡在任氏液中数分钟，待其兴奋性稳定后开始实验。

3. 连接仪器 在 BL-420 生物机能信号系统刺激输出端口上连接一对刺激电极、刺激电极的正极连接神经干标本盒的 S1，负极连接 S2，地线接地。两对引导电极的正极分别连接在 R1 和 R3 上，负极分别连接在 R2 和 R4 上，引导电极的另一端分别连接在 BL-420 生物机能信号系统的 1、2 通道。打开计算机，启动 BL-420 生物机能信号实验系统。

【观察项目】

观察神经干双相动作电位幅度(A)、时程(t)。

(1)将分离好的神经干标本放置于神经标本屏蔽盒的电极上，启动刺激器，从零开始逐渐增加强度，仔细观察双相动作电位，适当调整刺激强度至最佳波形，并记录其正常状态下动作电位的幅值与时程。

(2)用脱脂棉球按实验分组用不同浓度的葡萄糖溶液或甘露醇溶液浸湿后置于神经干上，每隔 2min 记录一次动作电位，观察其幅值与时程的变化，直至动作电位不再变化时，取出脱脂棉球，用滤纸轻轻吸干神经干周围液体。注意不要移动神经干的位置。更换林格液脱脂棉球，观察动作电位直至动作电位回复正常。

---

[1]注：两栖类动物器官所用的 Ringer′ s solution 称为任氏液，哺乳动物及人体静脉输注的称为林格液，各自的配方不同。

【结果记录及计算】

1. 记录电位幅值　在表 1-1-1 中记录各时间点测得的动作电位幅值(*A*)。

表 1-1-1　不同浓度高渗葡萄糖溶液对蛙坐骨神经干动作电位幅值的影响

		动作电位幅值 *A*(mV)							
		0min	2min	4min	6min	8min	10min	12min	……*n*min
对照组	1 组								
	2 组								
	3 组								
	4 组								
实验组	1 组								
	2 组								
	3 组								
	4 组								

2. 记录电位时程　在表 1-1-2 中记录各时间点测得的动作电位时程(*t*)。

表 1-1-2　不同浓度高渗葡萄糖溶液对蛙坐骨神经干动作电位时程的影响

		时程 *t*(s)							
		0min	2min	4min	6min	8min	10min	12min	……*n*min
对照组	1 组								
	2 组								
	3 组								
	4 组								
实验组	1 组								
	2 组								
	3 组								
	4 组								

3. 计算　按式(1-1-1)计算各组蛙坐骨神经干动作电位传导速度。

$$V = d/t\,(\mathrm{m/s}) \tag{1-1-1}$$

注：*d* 为电极 R1 到 R2 的距离；*t* 为动作电位从 R1 传导到 R2 的时间，即为动作电位的时程。

【结果统计】

汇总全实验室结果，所得数据以均数 ± 标准差表示。所有数据均用 SPSS 10.0 统计学软件进行处理，组间差异比较采用 *t* 检验，$P < 0.05$ 认为有显著性差异。

【预期结果】

(1) 高渗葡萄糖溶液由于渗透压作用和进入细胞后新陈代谢效应，相互拮抗，但主要由于渗透压的作用使神经干的幅度与传导减慢。三种浓度的葡萄糖溶液均可使动作电位幅度降低，传导速度减慢，在一定范围内，其效果与渗透压高低明显呈正相关。

(2) 甘露醇溶液作为对照组，仅仅由于渗透压作用，引起神经干的幅度与传导速率减慢，作用效果随着渗透压的增加而增加。

【思考题】

高渗葡萄糖溶液对神经干动作电位有何影响？为什么？

实验2 温度对肌肉收缩的影响

【实验目的】

观察不同温度对接受连续刺激的腓肠肌收缩能力的影响。

【实验原理】

肌肉变暖使它对刺激的反应更快和更强。收缩期和舒张期都缩短，潜伏期也变短。降低肌肉温度产生相反的效果，收缩减弱以及所有的时相都延长。

【实验对象】

牛蛙坐骨神经-腓肠肌标本。

【药品与仪器】

任氏液(Ringer′s solution)。

BL-420生物机能信号系统、张力换能器、电刺激器、蛙类手术器械、小烧杯6个、大烧杯2个、酒精灯、温度计、粗棉线、纱布。

【实验方法与步骤】

1. 制备蛙坐骨神经-腓肠肌标本2个

(1) 破坏脑和脊髓：取牛蛙一只，用自来水冲洗干净。左手握住牛蛙，用食指压住头部前端，使头前俯，右手持探针从枕骨大孔垂直刺入，然后向前刺入颅腔，左右搅动捣毁脑组织；将探针抽出再由枕骨大孔向后刺入脊椎管捣毁脊髓。此时如牛蛙的四肢松软，呼吸消失，表示脑脊髓已完全破坏，否则应按上法再行捣毁。

(2) 剪除躯干上部及内脏：在骶髂关节水平以上0.5～1.0cm处剪断脊柱，左手握牛蛙后肢，用拇指压住骶骨，使牛蛙头与内脏自然下垂，右手持粗剪刀，沿两侧剪除其内脏及头胸部(注意勿损伤坐骨神经)，仅留下后肢、骶骨、脊柱及由它发出的坐骨神经。

(3) 剥皮：左手握脊柱断段(注意不要握住或接触神经)，右手捏住其上的皮肤边缘，向下剥掉全部后肢的皮肤，将标本放在盛有任氏液的培养皿中。

(4) 将手及用过的剪刀、镊子等全部手术器械洗净，再进行下述步骤。

(5) 分离两后肢：用镊子从背部夹住脊柱将标本提起，剪去向上突出的骶骨(注意勿损伤坐骨神经)，然后沿正中线用剪刀将脊柱分开，并从耻骨联合中央剪开两侧后肢，这样两后肢即完全分离。将两条后肢浸于盛有任氏液的培养皿中。

(6) 制作坐骨神经腓肠肌标本：取一条后肢放于玻璃板上。

1) 游离坐骨神经：将标本背侧向上放置，把梨状肌及其附近的结缔组织剪断，再循坐骨神经沟(股二头肌及半膜肌之间的裂缝处)找出坐骨神经之后肢部分，用玻璃针小心剥离，在神经完全暴露后，然后用粗剪刀剪下与神经相连的脊柱，用镊子提起小块脊柱，用眼科剪剪断坐骨神经的所有分支，并将神经一直游离至膝关节处。

2) 完成坐骨神经小腿标本：将游离干净的坐骨神经搭于腓肠肌上，在膝关节周围剪掉全部大腿肌肉并用粗剪刀将股骨刮干净，然后在股骨中部剪去上段股骨，保留的部分就是坐骨神经小腿标本。

3）完成坐骨神经腓肠肌标本：将上述坐骨神经小腿标本在跟腱处穿线结扎后剪断跟腱。游离腓肠肌至膝关节处，然后沿膝关节将小腿其余部分全部剪掉，这样就制得一个具有附着在股骨上的腓肠肌并带有支配腓肠肌的坐骨神经的标本(图 1-1-1)。

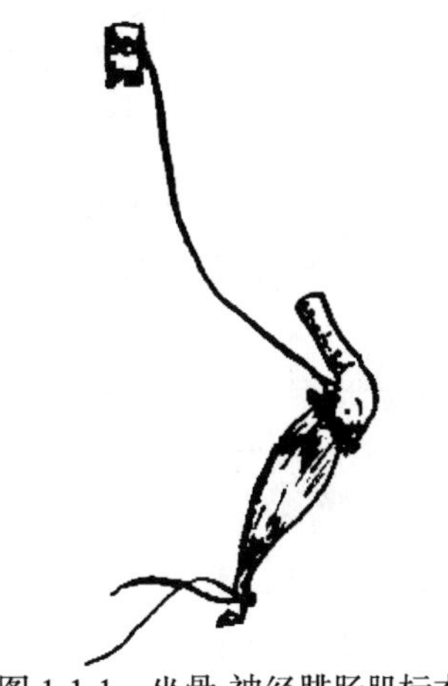

图 1-1-1　坐骨-神经腓肠肌标本

2. 连接　将制备好的标本与张力换能器 BL-420 生物机能信号系统面板 1 通道连接好，刺激电极连接刺激输出。须避免连接错误或接触不良，注意地线的连接。并调节好标本高度，使之垂直处于拉直状态。

3. 开机测试　接好电源，打开电脑，进入 BL-420 生物机能信号系统生物信号显示与处理软件主界面，在菜单栏选择“实验项目-神经肌肉-神经干动作电位或动作电位传导速度、不应期测定”实验模块。可适当调节增益和扫描速度直至出现较理想的波形，并调节好刺激器的灵敏度。

【观察项目与结果记录】

(1) 用等于室温的任氏液显润标本，防止干燥，观察室温刺激下标本的反应情况，描记肌肉收缩强度的曲线。

(2) 停止刺激 30 秒后，分别把肌肉浸泡于 10℃、15℃、20℃、25℃、30℃、35℃的任氏液的烧杯中，使肌肉温度有所改变，保持湿润，并分别用一种电刺激刺激标本，观察肌肉收缩的变化，并分别描记收缩强度的曲线。

(3) 比较六个不同温度下肌肉收缩持续时间及强度变化情况。

【预期结果】

肌肉收缩能力随温度升高先上升后下降。

【思考题】

影响肌肉收缩的因素有哪些?

第二章　血液系统实验

实验 1　止血药及抗凝血药的作用观察

【实验目的】

1. 掌握机体中血凝系统和纤溶系统的作用原理。

2. 观察和了解止血药及抗凝血药对血液的作用。

【实验原理】

在机体中表现为动态平衡的关系。当血管受伤，血液中的凝血因子被激活，启动凝血系统，进而止血。纤溶系统则是一系列酶催化的连锁反应，是正常人体的重要生理功能，其主要作用是清除凝血产物，将沉积在血管内外的纤维蛋白溶解而保持血管畅通，防止血栓形成或使已形成的血栓溶解，血流复通。凝血系统与血纤维蛋白溶解系统是共同存在于血液中的一种对立统一的重要机制。

目前，常用的促凝血药包括维生素 K、酚磺乙胺(止血敏)、氨甲苯酸、氨甲环酸及 6-氨基己酸等；常用的抗凝血药包括肝素、枸橼酸钠及华法林等。

【实验动物】

家兔。

【药品与器材】

3.84mg/ml 维生素 K_1 注射液、20%止血液注射液、20% 6-氨基己酸注射液、4%枸橼酸钠、生理盐水。

玻片、2ml 注射器、针头、大头针、脱脂棉、乙醇、凡士林。

【实验方法与步骤】

1. 测定其正常凝血时间　取家兔 3 只，分别测定其正常凝血时间。

测定血凝时间，通常有毛细管法和针挑血滴法两种方法。本实验采用针挑血滴法。按照耳静脉采血的操作程序，滴取血液一滴于清洁玻片上，血滴直径约 0.5cm，旋转在有湿润棉花的平皿上，此系防止血液干燥(如空气相对湿度在 90%以上，可直接在室内进行)，每隔半分钟用大头针尖横过血液向上挑一次，直至针尖能挑起纤维蛋白丝为止，记录从血滴滴于玻片至能挑起纤维蛋白丝的时间(血凝时间)，连续做 3 次，取平均值。

2. 家兔处理　家兔分别注射下列药物。

(1)甲兔：肌内注射 10mg/ml 维生素 K_1 注射液 1ml/只。

(2)乙兔：静脉注射 20%酚磺乙胺注射液 0.5ml/kg。

(3)丙兔：为对照兔，静脉注射生理盐水 1ml/kg。

3. 给药后测定血凝时间　注射完毕后 10min，再测定血液凝固时间，以后每 10min 一次，共做 3 次，比较各种药物的促凝作用。

4. 抗血凝实验　前面实验完毕后，用丙兔从心脏采血 10ml，于下列 3 个试管中各放入此血 1ml。

(1)甲试管　内有 0.1ml 的 4%枸橼酸钠。

(2)乙试管　内有 0.1ml 的 0.02%肝素注射液。

(3)丙试管　内有 0.1ml 生理盐水。

血液放入试管中，摇动片刻，然后置于试管架上，20min 左右观察各试管血液有无凝固现象。

【结果记录】

(1)在表 1-2-1 中记录甲、乙、丙三只家兔的血凝时间。

表 1-2-1　甲、乙、丙三只家兔的血凝时间

兔号	药物	血凝时间(s)				
		给药前	给药后			
			10min	20min	30min	40min
甲	维生素 K_1					
乙	酚磺乙胺					
丙	生理盐水					

(2)在表 1-2-2 中记录甲、乙、丙三支试管血液凝固结果，并分析讨论。

表 1-2-2　甲、乙、丙三支试管血凝固结果

试管号	实验项目	结果	分析讨论
甲	0.1ml 的 4%枸橼酸钠		
乙	0.1ml 的 0.02%肝素注射液		
丙	0.1ml 生理盐水		

注："+"表示凝固，"-"表示不凝固

【注意事项】

判断凝血的标准要力求一致。一般以倾斜试管达 45° 时，试管内血液不见流动为准。

【预期结果】

(1)维生素 K、酚磺乙胺(止血敏)具有促凝作用。

(2)肝素、枸橼酸钠具有体外抗凝作用。

【思考题】

(1)联系课堂所学，讨论各种止血药，抗凝血药的作用特点?

(2)为什么正常人体内的血液不会凝固?

实验 2　肝素对小鼠的抗凝血作用

【实验目的】

(1)熟悉抗凝血药的筛选方法。

(2)观察肝素的抗凝作用和鱼精蛋白的解救效果。

【实验原理】

肝素为硫酸化的糖胺聚糖，分子质量为3～30kDa，其中硫酸根约占40%，硫酸根呈强酸性，带大量负电荷。肝素能增强抗凝血酶Ⅲ(AT-Ⅲ)与凝血酶等活化型凝血因子的亲和力，产生体内外抗凝作用，主要灭活Ⅱa和Ⅹa，也灭活ⅨaⅪaⅫa激肽释放酶和纤溶酶等。

鱼精蛋白呈碱性，带有大量正电荷，如果肝素过量造成出血，则可用硫酸鱼精蛋白中和解救。

【实验动物】

小鼠12只，20 g左右，雌雄兼用。

【药品与器材】

0.05%肝素溶液、生理盐水、1%鱼精蛋白。注射器、电子秤、玻片、针头。

【实验方法与步骤】

1. 小鼠称重 小鼠12只 称重，标记。

2. 小鼠分组 分为3组，每组4只，分别为甲(生理盐水)、乙(肝素)和丙(肝素 + 鱼精蛋白)组。

3. 给药

(1)甲组：腹腔注射生理盐水0.2ml/10g，10min后测定凝血时间。

(2)乙组：腹腔注射肝素0.2ml/10 g，10min后测定凝血时间。

(3)丙组：腹腔注射鱼精蛋白0.1ml/10 g；10min后腹腔注射肝素，0.2ml/10 g，10min后测定凝血时间。

4. 测定凝血时间

(1)眼球后静脉丛取血2滴。眼球后静脉丛取血法：左手拇指及中指抓住头颈部皮肤，左手掌尽量将小鼠全身皮肤向左移，慢慢使小鼠右眼球突出，小鼠头向下充血。取长约2cm的毛细管从内眦间45°角进针，至有抵骨质的感觉，然后毛细管向外拔出1～2mm即可有血滴流出。

(2)采出的血滴分别置于洁净的玻片(自来水清洗后用生理盐水润洗，晾干)上，计时(玻片按组摆放如图1-2-1)。

(3)每隔30s用针头(自来水清洗后用生理盐水润洗)自血滴内连续挑起纤维丝为止，计时。另一滴血作为最后挑起纤维丝的对照。

(4)正常小鼠血液的凝血时间为0.5～2min，如果观察10min无凝血可计时为10min。

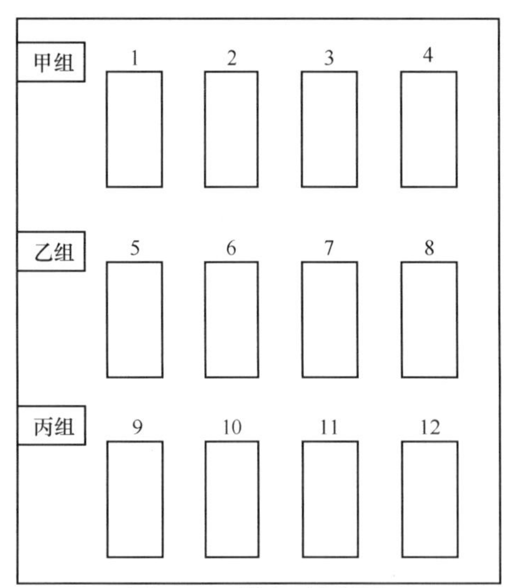

图1-2-1 凝血时间测定

【结果记录】

在表1-2-3中记录各组小鼠血液凝固时间。

表 1-2-3 肝素对小鼠凝血时间的影响

组别	号数	体重(g)	给药体积(ml)	凝血时间 t(s)
甲组	1			
	2			
	3			
	4			
乙组	5			
	6			
	7			
	8			
丙组	9			
	10			
	11			
	12			

【结果统计】

汇总全实验室结果，所得数据以均数 ± 标准差表示。所有数据均用 SPSS 10.0 统计学软件进行处理，组间差异比较采用 t 检验，$P < 0.05$ 认为有显著性差异。

【注意事项】

玻片法挑动血滴，针尖横贯血滴直径，连续能挑起纤维丝为凝血时间终点。如果过分挑动，变成纤维血滴则始终不出现纤维丝，所以同时放 2 滴血，核对另外一滴血很有必要。

【预期结果】

(1)肝素具有强大抗凝作用。

(2)鱼精蛋白可对抗肝素的抗凝作用。

【思考题】

肝素与香豆素类药物抗凝血作用特点有何区别?

第三章　神经系统实验

实验1　压力感受性反射的调定点与窦神经发放神经冲动频率关系的实验研究

【实验目的】

探究压力感受性反射的调定点与窦神经发放神经冲动频率的关系。

【实验原理】

(1) 压力感受性反射的感受装置是位于颈动脉窦和主动脉弓血管外膜下的感觉神经末梢，称为动脉压力感受器。颈动脉窦压力感受器的传入神经组成颈动脉窦神经，将冲动传入位于延髓的中枢。主动脉弓的传入神经纤维走行于迷走神经干内，将冲动传入延髓内的中枢。

(2) 压力感受器感受血压牵拉血管壁引起的牵张刺激，并产生持续的神经冲动，神经冲动的频率随牵张刺激的加强而增大。即在血管壁弹性不变的情况下，血压越高，对血管壁的牵张程度越大，压力感受器产生神经冲动的频率越大。

(3) 根据压力感受性反射对动脉血压的调节来设定一定的调定点，作为调节动脉血压的参照水平，此调定点的数值也是短期内动脉血压的平均值。当压力感受器感受到的血压值高于或低于此调定点时，中枢即通过一系列措施产生降压或升压效应，使动脉血压尽量回归到此值。所以，短期内动脉血压会在调定点水平发生小幅度上下波动，平均值等于调定点。

(4) 调定点的测定：在动物实验中可将颈动脉窦区和循环系统其余部分隔离开来，但保留它通过窦神经与中枢的联系，在这样的制备中，人为地改变颈动脉窦区的灌注压，就可以引起体循环动脉压的变化，并画出压力感受性反射功能曲线。

(5) 在心血管系统发生功能性障碍时(如慢性高血压患者)，压力感受性反射的调定点将发生改变，即重新调定。

(6) 四乙胺为 K^+阻断剂，其可抑制动作电位复极化期间 K^+的外流，从而延长动作电位时程，减小动作电位发生的频率，用其处理窦神经，将使窦神经在同一动脉压刺激下产生的神经冲动频率减小。

【实验动物】

家兔。

【药品与器材】

25%氨基甲酸乙酯、0.5%肝素、四乙胺、生理盐水。

BL-420 生物机能信号系统、引导电极、兔手术台、注射器、哺乳类动物手术器械一套、血压换能器、三通阀、灌注实验装置。

【实验方法与步骤】

1. 仪器连接　减压神经放电通过引导电极连接 BL-420 系统面板 1 通道(CH1)插孔，颈总动脉插管通过三通阀与血压换能器相连，血压换能器连至主机 BL-420 系统面板 2 通道(CH2)插孔。

2. 开启 BL-420 生物机能信号系统　选择 1 通道记录窦神经放电，2 通道记录动脉血压，3 通道记录窦神经放电频率计数直方图式积分。

3. 参数设定

(1)依次选定：实验模块→减压神经放电→动物实验→不需调整→增益选择→1 通道。

(2)选择：1/128mV/cm。

(3)依次选定：信号输入→通道 2 选择→压力→自动调零→增益选择→通道 2 选择→1mV/cm。

(4)依次选定：参数设置→显示方式→连续示波(1 通道选 50 Hz 滤波，2 通道选平滑滤波)。

(5)依次选定：显速选择→500mm/s。

4. 麻醉　耳缘静脉缓慢注入 25%氨基甲酸乙酯 4ml/kg 体重，密切观察角膜反射、肌张力及呼吸频率变化，以免麻醉致死。

5. 固定　将麻醉好的家兔仰卧固定于家兔手术台上。

6. 手术　剪去家兔颈部手术野的毛，于喉下正中部位切开皮肤 6～9cm，用止血钳钝性分离皮下组织和肌肉，暴露气管及两侧颈总动脉，分离出两侧减压神经并剪断，于右侧颈动脉窦上下 1cm 处结扎，分离左侧窦神经并剪断，分离右侧颈动脉窦及其所连窦神经，保持其与中枢的联系。

7. 插管　左侧颈总动脉插管，连于三通阀。右侧在两结扎线之间(尽量远离颈动脉窦)做插管，连于灌注实验装置。

8. 右侧窦神经放电引导　将颈动脉窦连于灌流装置，并用电极记录窦神经放电图。

9. 调节灌流瓶的高度，改变窦内压　观察动脉血压的变化及神经放电图，记录每次窦内压对应的放电频率与动脉血压(记为对照组)，并绘出压力感受性反射功能曲线，求出其调定点(P_0)和调定点对应的灌流压的放电频率X。

10. 将窦神经用适量四乙胺处理　从而改变其放电频率，再重复上述步骤 9，仍然求出调定点及调定点对应的灌流压的放电频率 X，再比较两次的结果，并分析得出结论。

【观察项目】

(1)每个窦内压所对应的动脉血压，绘出压力感受性反射功能曲线(在该曲线中作一条 Y=X 的直线，其经过曲线上一点 S，此点横纵坐标相等，其对应的血压即为调定点(P_0)(图 1-3-1)。

(2)每个窦内压所对应的放电频率。

【结果记录】

在表 1-3-1 中记录对照组及实验组每个窦内压所对应的放电频率。

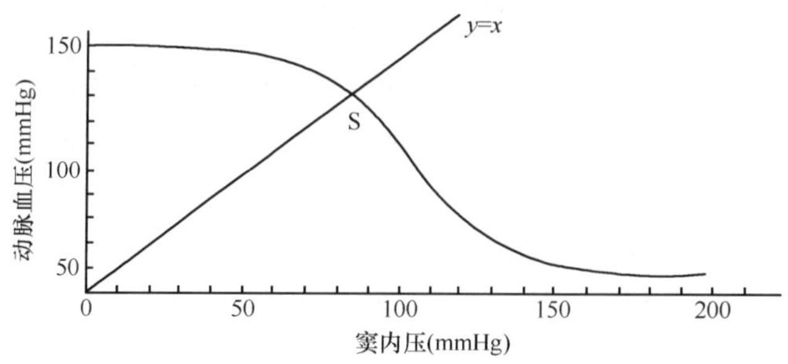

图 1-3-1 调定点 P_0 的测定

注：1mmHg = 0.133 kPa

表 1-3-1 窦内压所对应的放电频率

	对照组							实验组						
窦内压 (mmHg)	P_1	P_2	P_3	……	$\boldsymbol{P_0}$	P_n	……	P_1	P_2	P_3	……	$\boldsymbol{P_0}$	P_x	……
频率 (X)	X_1	X_2	X_3	……	$\boldsymbol{X}$	X_n	……	X_1'	X_2'	X_3'	……	X'	$\boldsymbol{X}$	……

注：P_0 为调定点，1mmHg = 0.133kPa

【预期结果】

(1)实验组调定点 $=P_0$，$X' < X$，说明调定点与频率 X 无关。

(2)实验组调定点 $=P_x$，说明调定点由频率 X 决定。

(3)实验组调定点 $\neq P_0$ 且 $\neq P_x$，说明调定点受窦神经冲动频率影响。

【思考题】

颈动脉窦和主动脉弓压力感受性对动脉血压的反射性调节机制如何？

实验 2 氯丙嗪对小鼠激怒反应的影响

【实验目的】

(1)学习激怒反应的实验方法。

(2)观察氯丙嗪的安定作用。

【实验原理】

氯丙嗪可通过阻断动物中脑-边缘系统和中脑-皮质通路中的 D_2 受体，而发挥安定和镇静作用，使动物对外界刺激(如声、光、电刺激)反应性降低，反应时间延长。

【实验动物】

异笼喂养雄性小白鼠，体重 30g 左右。

【药品与器材】

0.1%盐酸氯丙嗪溶液。

天平、调压器、激怒反应箱、1ml 注射器、砂皮。

【实验方法与步骤】

1. 小鼠筛选 每次取 2 只小鼠放入激怒刺激盒内，接通电源，用电源开关控制刺激频率为 60 次/min，交流电压由小逐渐增大调至 35～50V，至小鼠出现激怒反应(两鼠竖立对峙、互相撕咬)。在 60s 内有激怒反应则为合格。

2. 给药　经筛选合格的小鼠随机分为两组，甲组腹腔注射氯丙嗪溶液 0.2ml/10g；乙组腹腔注射生理盐水 0.2ml/10g。给药 20min 后以给药前的电压刺激，观察两组小鼠给药前后的反应差异。

【观察项目与结果记录】

给药后 20min，再将动物置于激怒箱中，用原电压、原频率刺激，观察并在表 1-3-2 中记录用药前后发生激怒反应时间及小鼠反应情况。

表 1-3-2　两组用药前后发生激怒反应时间及小鼠反应情况

组别	药物	剂量(ml)	激怒反应时间	小鼠反应情况
甲				
乙				

【结果统计】

汇总全实验室结果(激怒反应时间，秒)，所得数据以均数 ± 标准差表示。所有数据均用 SPSS 10.0 统计学软件进行处理，组间差异比较采用 t 检验，$P<0.05$ 认为有显著性差异。

【注意事项】

(1)尽量选用体重近似的一对动物，体重 30g 左右为宜，动物应分两笼饲养。

(2)用药前后的刺激电压与频率一致。刺激电压过低，不引起激怒；过高会使小鼠逃避，激怒反应不典型。

(3)用药前，开始咬斗出现后，即停止刺激；用药后，观察咬斗反应的时间不宜过长，以 3min 为限。以免动物过度疲劳，影响实验结果。

(4)实验前用砂纸擦清导电铜丝，并随时清除铜丝上的大便，以免影响导电。

(5)小鼠激怒反应为：小鼠竖立，两前肢离地对峙，互相撕咬。

【预期结果】

氯丙嗪能抑制小白鼠的激怒反应。

【思考题】

中枢神经系统中的四条主要的 DA 能神经通路是什么？氯丙嗪对其影响如何？

实验 3　M 胆碱受体亚型

【实验目的】

了解 M 胆碱受体亚型分析的常规方法。

【实验原理】

受体亚型分析是受体药理学研究热点。根据所采用技术方法的不同，M 受体有两种分型：分子生物学分型和药理学分型。分子生物学分型则根据 M 受体基因编码五种受体蛋白质，分别表示为 m_1、m_2、m_3、m_4、m_5。药理学分型是根据各拮抗剂对不同受体亚型具有不同的亲和力来进行区分的，包括 M_1、M_2、M_3、M_4 四型，分别对应于分子生物学分型

m_1、m_2、m_3、m_4，尚未找到与 m_5 相对应的药理学分型。采用分子克隆技术，分别将人的 m_1～m_5 五种亚型的 cDNA 插入表达载体，并转导至本身不表达或少表达 M 受体的细胞(如中国仓鼠卵巢细胞，CHO 细胞)中，形成仅表达一种 M 受体亚型的细胞株，然后，用受体放射配基结合试验和受体后信使或功能变化来研究 M 受体亚型选择性的药物。

另外，采用富含不同 M 受体亚型的组织，结合亚型特异性 M 胆碱受体阻断药区分受体亚型仍是常规方法。例如，豚鼠回肠平滑肌富含 M_3受体，心房富含 M_2受体，而大鼠上颈交感神经节、家兔的输精管富含 M_1 亚型受体。以 M_1受体分型为例，用 M 受体激动药刺激神经标本可记录到神经标本的动作电位。用不同 M_1、M_2 亚型的特异性阻断药哌仑西平(pirenzepine)和加拉明(gallamine)作用于标本后，再观察 M 受体激动药引起动作电位的变化，可用于区分 M_1受体的亚型介导作用。组织水平的受体分型条件要求相对不高材料易于获得，结果重复性好。相对于采用转入受体基因的细胞而言，可观察到受体相互作用。

【实验动物】

大鼠，体重 150～250g。

【药品与器材】

M 受体激动药：1μmol/L 卡巴胆碱(carbachol)；M_1 受体阻断药：哌仑西平(pirenzepine)(300nmol/L～1μmol/L)；M_2受体阻断药：加拉明(gallamine)(10μmol/L)；M 受体阻断药：阿托品(atropine) 30μmol/L。缓冲液(mmol/L)：NaCl 125mmol/L；KCl 5 mmol/L；KH_2PO_4 1mmol/L；$CaCl_2$ 2.5mmol/L；$MgSO_4$ 1mmol/L；$NaHCO_2$ 25mmol/L；葡萄糖 10mmol/L。$CaCl_2$0.1mmol/L。

BL-420 生物机能信号实验系统、神经标本屏蔽盒、解剖器械一套、手术剪刀、眼科镊子、止血钳、棉签。

【实验方法与步骤】

1. 手术与分离标本

(1)猛击大鼠胸部致其昏迷，切开颈部皮肤，分离出上颈交感神经节，并取出置于充满缓冲液的表面皿中。

(2)用棉签轻轻地擦一下神经标本，以去除神经鞘。之后立即将标本浸入标本盒(标本盒内充满营养液，并持续通入 95% O_2 和 5% CO_2 混合气体，标本盒恒温 25℃)。离体神经主干置于标本盒中央室。

2. 连接仪器　在 BL-420 生物机能信号系统刺激输出端口上连接一对刺激电极、刺激电极的正极连接神经干标本盒的 S1，负极连接 S2，地线接地。两对引导电极的正极分别连接在 R1 和 R3 上，负极分别连接在 R2 和 R4 上，引导电极的另一端分别连接在 BL-420 生物机能信号系统的 1、2 通道。打开计算机，启动 BL-420 生物机能信号实验系统。

【观察项目】

(1)记录无刺激时神经动作电位幅值。

(2)用 M 受体激动药 carbachol (1μmol/L) 刺激神经标本 1min，使神经标本极化，并记录神经动作电位幅值。

(3)用 M 受体激动药之后，间隔 10min 给予 M_1受体阻断药 pirenzepine(300 nmol/L ~ 1μmol/L)，孵育 30min 后重复给予 M 受体激动药 carbachol (1μmol/L)，并记录神经动作电

位幅值。

(4)洗涤三次神经标本，每次间隔 5min，待标本稳定后再次给予 M 受体激动药，间隔 10min 给予 M_2 受体阻断药 gallamine(10μmol/L)，孵育 30min 后重复给予 M 受体激动药 carbachol (1μmol/L)，并记录神经动作电位幅值。

(5)再次洗涤三次神经标本，每次间隔 5min，待标本稳定后再次给予 M 受体激动药，间隔 10min 给予 M 受体阻断药 atropine(30μmol/L)，孵育 30min 后重复给予 M 受体激动药 carbachol(1μmol/L)，并记录神经动作电位幅值。

【结果统计】

汇总全实验室结果(神经动作电位幅值，mV)，所得数据以均数 ± 标准差表示。所有数据均用 SPSS 10.0 统计学软件进行处理，组间差异比较采用 t 检验，$P < 0.05$ 认为有显著性差异。

【预期结果】

大鼠上颈交感神经节富含 M_1 亚型受体，M 受体激动药 carbachol 可激动 M_1 受体亚型，选择性 M_1 受体阻断药 pirenzepine 及非选择性 M 受体阻断药 atropine 均可阻断 M_1 受体亚型的激动效应。

【思考题】

受体亚型的区分有何药理学意义？

第四章　循环系统实验

实验1　表没食子儿茶素没食子酸酯抗小鼠心肌缺氧作用的实验研究

【实验目的】

观察表没食子儿茶素没食子酸酯 [(-)-epigallocatechin gallate, EGCG] 在不同缺氧状况下对小鼠缺氧性损伤的保护作用。

【实验原理】

缺氧是指因组织供氧不足或用氧障碍，而导致其代谢功能和形态结构发生异常变化的病理过程，在常见的各种临床疾病中，心、脑等器官缺氧亦是导致机体死亡的重要原因。针对高原地区、矿井等缺氧环境中工作和生活的人及动物，在食品或饲料中添加具耐缺氧作用的营养物质，对于提高其耐缺氧能力，减轻恶劣条件下缺氧对机体的损害，延长存活时间具有重要意义。

EGCG 是从绿茶中提取的单体成分，大量动物实验和临床实践已证明 EGCG 具有多种药效作用，如抗氧化、抗肿瘤、抗衰老、抗心律失常、降血脂等。本实验运用小鼠制作多种缺氧模型，从整体水平上研究不同缺氧状况下 EGCG 对小鼠缺氧性损伤的保护作用。

【实验动物】

小鼠。

【药品与器材】

表没食子儿茶素没食子酸酯(EGCG)(纯度 99%)、0.1%盐酸异丙肾上腺素、0.1%盐酸普萘洛尔、5%亚硝酸钠、钠石灰。

注射器(1ml、2ml、5ml)，粗天平 1 台。

【实验方法与步骤】

(1)EGCG 在常压缺氧情况下对小鼠存活时间的影响。

将 40 只小鼠，雌雄对半，随机分为 4 组，每组 10 只。采用腹腔注射给药。生理盐水组：注射生理盐水 10g/kg，EGCG 低、中、高剂量组：分别注射 EGCG 10g/kg、25g/kg、35g/kg。30min 后将小鼠分别放入 300ml 广口磨口瓶中密封(瓶内放钠石灰 15g)，记录小鼠存活时间，以呼吸停止为指标。

(2)EGCG 对特异性心肌缺氧小鼠存活时间的影响。

将 60 只小鼠，雌雄对半，随机分为 6 组，每组 10 只。采用腹腔注射给药法。第一组注射生理盐水 10g/kg，第二组注射生理盐水 10g/kg+异丙肾上腺素 15mg/kg(30min 后皮下注射)，第三组注射 EGCG10g/kg+异丙肾上腺素 15mg/kg(30min 后皮下注射)，第四组注射 EGCG 25g/kg+异丙肾上腺素 15mg/kg(30min 后皮下注射)，第五组注射 EGCG 35g/kg+异丙肾上腺素 15mg/kg(30min 后皮下注射)，第六组注射盐酸普萘洛尔 0.03g/kg+异丙肾上腺素

15mg/kg(30min 后皮下注射)。10min 后将小鼠分别放入 300ml 广口磨口瓶中密封，记录小鼠存活时间，以呼吸停止为指标。

(3) ECGC 对亚硝酸钠中毒小鼠存活时间的影响。

将 60 只小鼠，雌雄对半，随机分为 6 组，每组 10 只。采用腹腔注射给药。第一组注射生理盐水 10g/kg，第二组注射生理盐水 10g/kg+亚硝酸钠 0.2g/kg(60min 后给药)，第三组注射 EGCG 10g/kg+亚硝酸钠 0.2g/kg(60min 后给药)，第四组注射 EGCG 25g/kg+亚硝酸钠 0.2g/kg(60min 后给药)，第五组注射 EGCG 35g/kg+亚硝酸钠 0.2g/kg(60min 后给药)，第六组注射盐酸普萘洛尔 0.03g/kg+亚硝酸钠 0.2g/kg(60min 给药后)，记录小鼠存活时间。

【结果记录】

(1) 在表 1-4-1 中记录 EGCG 对常压肌缺氧小鼠存活时间的影响。

表 1-4-1　EGCG 对常压缺氧小鼠存活时间的影响

组别	存活时间(s)										
	1	2	3	4	5	6	7	8	9	10	$\bar{x}$ $x \pm s$
NS 对照组											
EGCG 低剂量组											
EGCG 中剂量组											
EGCG 高剂量组											

(2) 在表 1-4-2 中记录 EGCG 对特异心肌缺氧小鼠存活时间的影响。

表 1-4-2　EGCG 对特异心肌缺氧小鼠存活时间的影响

组别	存活时间(s)										
	1	2	3	4	5	6	7	8	9	10	$\bar{x}$ $x \pm s$
NS 对照组											
模型组											
EGCG 低剂量组											
EGCG 中剂量组											
EGCG 高剂量组											
普萘洛尔组											

(3) 在表 1-4-3 中记录 EGCG 对亚硝酸钠中毒小鼠存活时间的影响。

表 1-4-3　EGCG 对亚硝酸钠中毒小鼠存活时间的影响

组别	存活时间(s)										
	1	2	3	4	5	6	7	8	9	10	$\bar{x}$ $x \pm s$
NS 对照组											
模型组											
EGCG 低剂量组											
EGCG 中剂量组											
EGCG 高剂量组											
普萘洛尔组											

【结果统计】

汇总全实验室结果，所得数据以均数±标准差表示。所有数据均用 SPSS 10.0 统计学软件进行处理，组间差异比较采用 t 检验，$P < 0.05$ 认为有显著性差异。

【注意事项】

(1)所有广口瓶必须等容量，并配有瓶塞。

(2)瓶塞必须涂凡士林，以便密封。

【预期结果】

(1)EGCG 能提高常压缺氧小鼠的抗缺氧能力。

(2)EGCG 能提高异丙肾上腺素诱导的特异性心肌缺氧小鼠的抗缺氧能力。

(3)EGCG 能提高亚硝酸钠中毒小鼠的抗缺氧能力。

【思考题】

(1)EGCG 对心肌耐缺氧力的影响及其可能的机制是什么？

(2)普萘洛尔与异丙肾上腺素对心肌耐缺氧力的影响及其机制是什么？

实验 2　芹菜素对血压影响的实验研究

【实验目的】

观察芹菜素对家兔血压的影响，以研究芹菜素的降血压作用机制。

【实验原理】

高血压是指在静息状态下动脉收缩压和(或)舒张压增高。高血压是一种以动脉压升高为特征，可伴有心脏、血管、脑和肾脏等器官功能性或器质性改变的全身性疾病，它有原发性高血压和继发性高血压之分。高血压发病的原因很多，可分为遗传和环境两个方面。

很多药物都可以治疗高血压，也有很多蔬菜对治疗高血压也有一定的作用，例如，芹菜是我们生活中很常见的蔬菜。芹菜中含有芹菜素，有一定的降压功能。芹菜素(apigenin)，又称芹黄素，是天然存在的一种黄酮类化合物，有“植物雌激素”之称，广泛存在蔬菜、豆类和茶叶中，其中芹菜中含量最高。芹菜素的化学名称为 5，7，4′ -三羟基黄酮，其 5，7，4′ 位置的 3 个羟基和 C_2C_3 双键决定了其独特的生理学效应和生物学特性。芹菜素的分子式为 $C_{15}H_{10}O_5$，相对分子质量为 270，不溶于水，易溶于乙醇、二甲基亚砜(DMSO)。纯品呈浅黄或黄绿色，其结构式中的 A 酚环可以与不同的糖基(葡萄糖、糖苷配基)结合而表现出不同的活性。近年来对其药理作用的研究较为活跃。

【实验动物】

健康家兔 12 只，质量 2.0～2.5kg，雌雄均可。

【药品与器材】

10mg/kg 芹菜素(纯度为 99%)、25%氨基甲酸乙酯溶液、0.1g/L 硫酸阿托品溶液、150U/ml 肝素生理盐水溶液、0.1g/L 酒石酸去甲肾上腺素溶液。

BL-420 生物机能信号系统、压力换能器、动脉插管、动脉夹、哺乳类动物手术器械一套、丝线、绑腿带、纱布、胶布、兔固定台、污染缸、头皮针、针头、注射器(1ml、10ml、25ml)玻璃分针、婴儿秤。

【实验方法与步骤】

1. 分组　将 12 只家兔，随机分为 A、B、C、D 四组，每组 3 只。

2. 气管、颈总动脉插管及家兔血压记录

(1)麻醉：家兔称重后，由耳缘静脉缓慢注射 25%氨基甲酸乙酯溶液进行全身麻醉(按 4ml/kg)。

(2)固定：将家兔仰卧位固定于兔台上，剪去颈部正中的毛，以备颈部手术切口。

(3)气管分离术：麻醉后，用手术刀沿正中线，作从甲状软骨处向下至胸骨上缘 5～6cm 的纵向切口，用小号弯钳向下分离。分开颈部正中的肌群后即可看到气管。分离气管并在下面穿一根粗丝线，插管结扎时用。

(4)颈总动脉分离术：颈总动脉位于气管两侧，分离出气管后，在其两侧可见到搏动的颈总动脉，用眼科镊或小弯钳细心分离出左侧的颈总动脉(游离长度需 3～4cm)，在下面穿细线两根备用。若有颈总动脉的分支，应将分支两端结扎，在其中间剪断。

(5)气管插管术：在甲状软骨下端 0.5～1cm 处，用组织剪沿两个软骨环的间隙剪一约达气管口径一半以上的横切口，再向头侧剪断 2 个气管软骨，使切口呈 “⊥” 形，向下端方向插入气管插管，结扎、固定(为防滑脱，应再将线固定在插管分叉处)。以保持动物呼吸通畅。

(6)颈总动脉插管术：颈总动脉插管的目的在于测量血压。

1)插管前：①先将动脉套管通过压力传感器输入到 BL-420 系统面板 1 通道。打开 BL-420 生物信号显示与处理软件，在菜单栏选择“实验项目→循环实验→兔动脉血压的调节”实验模块，以记录血压。②加压，使导管及动脉套管内充满抗凝液，同时排除管内气泡，并将基础压打到 100mmHg(1mmHg = 0.133kPa)的水平。

2)插管并记录血压的变化：用动脉夹夹住左颈总动脉近心端，结扎其远心端，两端间距需 3cm 左右。用左手小拇指或用眼科镊的柄垫起这段游离的动脉，用眼科剪在靠近头端结扎处剪一 “V” 形小口，将充满抗凝液体的动脉套管头端向心方向插入动脉内，用备好的细线结扎固定，为防止插头滑出，应将结扎线再固定于套管的侧管上。小心打开动脉夹，即可见血液冲进动脉套管。此时即可通过 BL-420 生物信号显示与处理软件记录血压的变化。

【观察项目】

A 组：为对照组，记录家兔正常血压及心率。

B 组：静脉注射芹菜素 10mg/kg，观察处理前后血压及心率的变化。

C 组：静脉注射 10mg/kg 芹菜素，5～10min 后静脉注射 0.1g/L 酒石酸去甲肾上腺素溶液 0.1～0.2ml，观察处理前后血压及心率的变化。

D 组：静脉注射硫酸阿托品溶液 0.1ml/kg，5～10min 后立即静脉注射芹菜素 10mg/kg，观察处理前后血压及心率的变化。

【结果记录】

家兔的动脉血压将会显示在电脑上，每次给药都截取一段平稳的图，并标明用的药物。记录每段家兔的血压。在表 1-4-4 中记录各组实验结果。

表 1-4-4　芹菜素对家兔心率及动脉血压的影响（$\bar{x} \pm s$，n=3）

药物	处理前		处理后	
	心率（次/min）	血压（mmHg）	心率（次/min）	血压（mmHg）
对照组（A）				
芹菜素（B）				
先去甲肾上腺素后芹菜素（C）				
先阿托品后芹菜素（D）				

注：1mmHg = 0.133kPa

【结果统计】

汇总全实验室结果，所得数据以均数 ± 标准差表示。所有数据均用 SPSS 10.0 统计学软件进行处理，组间差异比较采用 t 检验，$P<0.05$ 认为有显著性差异。

【预期结果】

（1）A 组家兔为对照组血压无变化。

（2）B 组家兔在注射芹菜素后血压明显降低。

（3）C 组家兔静脉注射芹菜素后观察到血压下降，再静脉注射酒石酸去甲肾上腺素，观察到血压又升高。说明芹菜素对 α 受体、β_1 受体无明显的阻断作用。

（4）D 组家兔注射阿托品观察到血压无明显的变化，再注射芹菜素观察到家兔血压亦无明显变化。说明黄酮类物质是通过 M 受体发挥作用的。

【思考题】

（1）影响血压调节的因素有哪些？

（2）临床上治疗高血压的基本思路是什么？

（3）抗高血压药物是如何分类的？

实验 3　普萘洛尔对肾上腺素所致大鼠心动过速的治疗作用观察

【实验目的】

观察普萘洛尔对肾上腺素诱导的心动过速的治疗作用。

【实验原理】

普萘洛尔为 β 肾上腺素受体阻断剂，对心脏具有抑制作用（负性肌力、负性频率及负性传导作用），其 β 受体阻断作用取决于机体去甲肾上腺素能神经张力，对正常人休息时心脏抑制作用较弱。当交感张力增高时，普萘洛尔对心脏有明显的抑制作用。

【实验动物】

大白鼠。

【药品与器材】

25%氨基甲酸乙酯、0.1%肾上腺素注射液、0.1%普萘洛尔溶液实验。

BL-420 生物机能信号系统、大鼠解剖台，单盘电子天平、心电图导连线、三通阀 1 个、玻璃分针、手术线、动脉夹、注射器（1ml、5ml）。

【实验方法与步骤】

1. 麻醉、固定　取大白鼠 1 只，称重、麻醉，25%氨基甲酸乙酯腹腔注射(4ml/kg)，仰卧位固定于鼠解剖台上。

2. 分离暴露股静脉　在鼠后肢近腹股沟处，触摸动脉搏动以确定切口位置，沿着静脉走行剪一 2～3cm 切口，用止血钳沿着血管走行钝性分离肌层，暴露血管，用玻璃分针分离股静脉以便给药。

3. 描记正常心电图　取针头 4 枚，分别插入大鼠四肢踝部皮下，将心电导连线按右前肢(红)、左前肢(黄)、右后肢(黑)、左后肢(绿)的顺序接于针头上，再将导线(电极)另一端连接 BL-420 生物机能信号系统。以Ⅱ导联或全导联描记一段正常心电图。

4. 给药并标记

(1)静脉注射 0.1%肾上腺素 0.1ml/100g，连续记录心电图 6～30s，观察记录心率及心律的变化。

(2)心率明显增快时静脉注射 0.1%普萘洛尔溶液 0.2ml/100g，连续记录心电图 6～30s，继续观察记录心率及心律的变化。

【结果记录】

在表 1-4-5 中记录家兔用药前后血压及心律的变化。

表 1-4-5　肾上腺素及普萘洛尔对大鼠心率及心律的影响($\bar{x}\pm s$，n=3)

药物	给药前		给药后	
	心率(次/min)	心律	心率(次/min)	心律
肾上腺素				
普萘洛尔				

【结果统计】

汇总全实验室结果，所得数据以均数±标准差表示。所有数据均用 SPSS 10.0 统计学软件进行处理，组间差异比较采用 t 检验，P<0.05 认为有显著性差异。

【注意事项】

(1)成年大鼠心率为 260～450 次/min，平均 352 次/min。

(2)实验时按制定剂量注射普萘洛尔，若心率减慢不明显可再追加半量。

【预期结果】

(1)肾上腺素能明显加快心率及心律。

(2)普萘洛尔能抑制肾上腺素所致的心率及心跳加快。

【思考题】

(1)普萘洛尔可以治疗哪些心律失常？

(2)普萘洛尔对哪种心律失常疗效最佳？为什么？

实验4　肾上腺素对大鼠血流动力学的影响

【实验目的】

观察在麻醉状态下肾上腺素对大白鼠心率、血压和心肌收缩性能等的影响，分析其血流动力学特点。

【实验原理】

肾上腺素为α及 β肾上腺素受体激动剂，激动心脏$β_1$肾上腺素受体产生正性肌力、正性频率及正性传导的作用；激动皮肤黏膜血管平滑肌上的α肾上腺素受体，使皮肤黏膜血管收缩，血压升高。

【实验动物】

雄性大白鼠，体重250~300g。

【药品与器材】

25%氨基甲酸乙酯、0.001%盐酸肾上腺素、肝素、生理盐水。

BL-420生物机能信号系统、鼠板、系统、血压换能器、止血钳、手术剪刀、眼科剪、动脉夹、动脉套管、注射器(5ml、1ml)、丝线、线绳、纱布块。

【实验方法与步骤】

用BL-420生物机能信号系统对大白鼠血压(ABP)、左心室内压(LVP)及左心室内压变化速率(dP/dt)进行实时自动测量。

1. 麻醉与手术

(1)大白鼠用25%氨基甲酸乙酯0.5ml/100g腹腔注射麻醉，背位固定于手术台上。

(2)在大白鼠一侧股部内侧，用手指摸到股动脉搏动处，与动脉血管平行切开皮肤。向下分离，即可见股动脉和股静脉(前者是红色，可见搏动)。分离股动脉，并穿两根丝线。结扎远心端，用动脉夹夹住近心端，然后在靠近结扎处剪一斜形小口，向心方向插入与换能器BL-420生物机能信号系统相连的充满肝素的塑料插管，丝线结扎固定。

(3)做颈部正中切口，于气管旁分离出右颈动脉，在其远心端用丝线结扎，近心端用动脉夹夹住,向心方向插入与换能器BL-420生物机能信号系统相连的充满肝素的塑料插管至左心室，用丝线结扎固定，导管插入颈总动脉0.5cm测定动脉压，并在屏幕上监视血压曲线波，将导管缓慢地通过主动脉瓣，插至左心室腔。当感到导管随心脏搏动而明显抖动时，则应减慢插进速度(这时通常已插入4cm左右)。注意监视屏上的波形变化，波形曲线由血压波变化为下沿达0mmHg附近，具有明显舒张期而顶峰平坦的波形时即表示导管已通过主动脉瓣进入左心室腔内，再送入导管0.2～0.3cm即可。分离出左颈静脉结扎远心端，近心端用动脉夹夹住，然后在靠近远心端结扎处剪一小口，向心方向插入充满肝素的塑料插管，用丝线结扎固定，以备给药用。

2. Ⅱ导联ECG连接　大白鼠右上肢连接负极、左下肢连接正极、右下肢连接地线。

【观察项目】

(1)打开动脉夹，用BL-420生物机能信号系统同步监测并记录股动脉血压ABP、左心室内压ABP和ECG，并依此计算心率(HR)、推算其他血流动力学参数。

(2)待稳定 10~20min 后，测定各项参数正常值，然后自颈静脉缓慢注射肾上腺素

0.15ml。分别测定给药后 5min、10min、20min 时的各项参数的变化，分析其血流动力学特点。

3. 血流动力学参数

(1)心率(HR)。

(2)ECG Ⅱ导联。

(3)血压(ABP)：收缩压(SBP)、舒张压(DBP)和平均动脉压(MBP)。

(4)左心室内压(LVP)：代表等容收缩期左心室内压力的变化，当前后负荷升高或心肌收缩力加强时左心室压上升。其峰值以 mmHg 表示(1mmHg = 0.133kPa)。

(5)左心室舒张末期压(LVEDP)：代表左心室前负荷，是分析心功能的重要参数。

(6)心肌收缩性能指标

1)左心室等容期压力最大变化速率(dt/dt_{max})：一定程度上反映室壁张力的变化速度。单位为 mmHg/s。

2)等容收缩期心肌收缩成分最大缩短速率(V_{pm})。

3)零负荷时心肌收缩成分最大缩短速率(V_{max})。

V_{pm}、V_{max} 为直接反映心肌收缩性能的指标，受前后负荷影响较小。

4. 打印输出实验结果。

【注意事项】

(1)手术过程应尽量减少出血，以免引起血压降低。

(2)分离颈动脉时动作要轻柔谨慎，不可损伤神经组织。

(3)心室内插管不能用力过猛，否则极易穿破心室壁。

(4)管道系统不能留有气泡，否则记录就会出现失真波形。

(5)管道系统必须密闭，且内充满含肝素的生理盐水抗凝。

【预期结果】

(1)肾上腺素能升高收缩压，降低舒张压。

(2)肾上腺素能加强心肌收缩性能。

【思考题】

(1)肾上腺素的心血管药理作用如何?

(2)简述肾上腺素兴奋心脏的利与弊。

实验 5　被动吸烟对家兔心脏和血压的影响

【实验目的】

通过观察被动吸烟对家兔心脏和血压的影响，探讨被动吸烟的危害。

【实验原理】

香烟烟雾中的尼古丁及一氧化碳可分别通过刺激心脏的交感神经和麻痹副交感神经，增加心率，以及影响血液中氧与血红蛋白的结合及血脂成分，造成心脏功能降低及心血管功能受损。

【实验动物】

家兔(体重范围 1.5～1.8kg)。

【药品与器材】

25%氨基甲酸乙酯、生理盐水、0.5%肝素、白沙香烟若干。

婴儿秤、兔手术台、注射器(20ml)、哺乳类动物手术器械一套、引导电极、BL-420 生物机能信号系统、血压换能器及三通阀、心电图机、特制动式染毒柜、动脉夹若干、玻璃分针、动脉插管、手术缝合线、纱布。

【实验方法与步骤】

1. 动物分组 家兔 15 只分 3 组(对照组、低剂量吸烟组、高剂量吸烟组)，每组 5 只。

2. 熏烟实验 将家兔置于特制动式染毒柜内，实施被动吸烟实验。低剂量吸烟组家兔被动吸烟量 10 支/天，吸 10 天；高剂量吸烟组家兔被动吸烟量 20 支/天，吸 10 天。

3. 描记心电图曲线

(1)麻醉：家兔称重后，由耳缘静脉缓慢注射 25%氨基甲酸乙酯溶液进行全身麻醉(按 4ml/kg)。

(2)固定：将家兔仰卧位固定于兔台上，剪去颈部正中的毛，以备颈部手术切口。

(3)将针形电极插入四肢皮下，将心电导连线按右前肢(红)、左前肢(黄)、右后肢(黑)、左后肢(绿)的顺序接于针电极上，再将导线(电极)另一端连接 BL-420 系统面板通道 1。

(4)以Ⅱ导联描记一幅正常心电图。记录 P-P 间期、R-R 间期、Q-T 间期以及 P 波、QRS 波群、T 波的波宽和振幅。

4. 气管、颈总动脉插管及家兔血压记录

(1)气管分离术：麻醉后，用手术刀沿正中线，从甲状软骨处向下至胸骨上缘 5～6cm 做纵向切口，用小号弯钳向下分离。分开颈部正中的肌群后即可看到气管。分离气管并在下面穿一根粗丝线，插管结扎时用。

(2)颈总动脉分离术：颈总动脉位于气管两侧，分离出气管后，在其两侧可见到搏动着的颈总动脉，用眼科镊或小弯钳细心分离出左侧的颈总动脉(游离长度需 3～4cm)，在下面穿细线两根备用。若有颈总动脉的分支，应将分支两端结扎，在其中间剪断。

(3)气管插管术：在甲状软骨下端 0.5～1cm 处，用组织剪沿两个软骨环的间隙剪一约达气管口径一半以上的横切口，再向头侧剪断 2 个气管软骨，使切口呈 “⊥”形，向下端方向插入气管插管，结扎、固定(为防滑脱，应再将线固定在插管分叉处)。以保持动物呼吸通畅。

(4)颈总动脉插管术：颈总动脉插管的目的在于测量血压或放血。

1)插管前：①先将动脉套管通过压力传感器输入到 BL-420 系统面板 1 通道。打开 BL-420 生物信号显示与处理软件，在菜单栏选择“实验项目→循环实验→兔动脉血压的调节”实验模块，以记录血压。②加压，使导管及动脉套管内充满抗凝液，同时排除管内气泡，并将基础压打到 100mmHg(1mmHg = 0.133kPa)的水平。

2)插管并记录血压的变化：用动脉夹夹住左颈总动脉近心端，结扎其远心端，两端间距需 3cm 左右。用左手小拇指或用眼科镊的柄垫起这段游离的动脉，用眼科剪在靠近头端结扎处剪一“V”形小口，将充满抗凝液体的动脉套管头端向心方向插入动脉内，用备好的细线结扎固定，为防止插头滑出，应将结扎线再固定于套管的侧管上。小心打开动脉夹，即可见血液冲进动脉套管。此时即可通过 BL-420 生物信号显示与处理软件记录血压的变化。

【观察项目】

(1)描记家兔心电变化曲线　熏烟实验前后分别描记家兔的心电变化。

(2)测定家兔心率及血压　熏烟实验前后分别测定家兔的心率及血压。

【结果记录】

在表 1-4-6 中记录各组家兔用药前后心率及血压的变化。

表 1-4-6　被动吸烟对家兔心率及动脉血压的影响($\bar{x} \pm s$，n=5)

组别	心率(次/min)	血压(mmHg)
空白组		
低剂量吸烟组		
高剂量吸烟组		

注：1mmHg = 0.133kPa

【结果统计】

汇总全实验室结果，所得数据以均数 ± 标准差表示。所有数据均用 SPSS 10.0 统计学软件进行处理，组间差异比较采用 t 检验，$P < 0.05$ 认为有显著性差异。

【预期结果】

(1)被动吸烟能引起家兔心率增快，血压升高。

(2)被动吸烟对家兔的伤害与被动吸烟剂量呈正相关。

【思考题】

(1)被动吸烟对人体有何影响?

(2)被动吸烟心脏及血压改变的主要机制是什么?

实验 6　强心苷的强心作用和毒性作用的观察

【实验目的】

(1)观察强心苷对在体牛蛙心肌收缩力和心电图的影响。

(2)深刻理解强心苷的药理、毒理作用及其解救。

【实验原理】

强心苷能选择性地作用于心肌，加强心肌收缩力，并能减慢窦性频率。强心苷是一类治疗指数较低的药物，一般治疗量已接近中毒量的 60%，故较易发生过量中毒。

【实验动物】

牛蛙，体重 100 g 左右。

【药品与器材】

20%氨基甲酸乙酯、3%戊巴比妥钠溶液、1%苯妥英钠溶液、毒毛花苷 K 注射液、任氏液。

蛙板、蛙足钉、蛙心夹、手术剪刀、眼科镊、眼科剪、注射器(5ml、1ml)、丝线、铁支架、双凹夹、BL-420 生物机能信号系统、张力换能器、吸管。

【实验步骤】

1. 手术与装置连接 20%氨基甲酸乙酯皮下淋巴囊注射(剂量为 0.01ml/g)麻醉。牛蛙麻醉后，背位固定于蛙板上，剪开胸部皮肤和胸软骨，充分暴露心脏，用眼科镊提起心包膜并剪开，用蛙心夹夹住心尖与换能器连接，并与 BL-420 生物机能信号系统通道 1 相连，描记蛙心收缩曲线。

2. 电极连接 在牛蛙左右下肢、右上肢末端皮下插入针状电极，按Ⅱ导联心电图连接：牛蛙的右上肢连接负极，左下肢连接正极，右下肢连接地线。将电极连接到 BL-420 生物机能信号系统通道 2，记录牛蛙的心电图。

【观察项目及结果记录】

(1) 用 BL-420 生物机能信号系统同步描记正常心脏收缩曲线和心电图。

(2) 待基线平稳后，用 3%戊巴比妥钠溶液 0.2ml 直接心室内注射，即可观察到心肌收缩幅度明显减小，立即由淋巴囊内注射毒毛花苷 K 注射液 0.25 mg，观察并记录蛙心收缩曲线和心电图的变化。

(3) 待心肌收缩幅度明显增大后，继续注射毒毛花苷 K 注射液 0.25 mg，观察上述指标的变化。直至出现心律失常后，注射 1%苯妥英钠 1ml/100g，继续观察记录蛙心收缩曲线和心电图的变化。

【注意事项】

(1) 换能器的位置应使心脏提起，心尖与换能器连接的线应拉紧，以保持良好的记录。

(2) 实验过程中，每隔数分钟滴任氏液于心脏表面，以保持心脏湿润。

【预期结果】

(1) 毒毛花苷 K 有强心作用，能改善戊巴比妥钠所致的心力衰竭。

(2) 毒毛花苷 K 中毒时可出现室性心律失常。

(3) 苯妥英钠可用于毒毛花苷 K 中毒时的解救。

【思考题】

(1) 注射毒毛花苷 K 后，你所观察到的心收缩力和心电图有何变化？为什么？

(2) 本实验结果说明什么问题？对临床用药有何指导意义？

实验 7 高浓度乙醇对失血性休克代偿作用的影响

【实验目的】

通过生理盐水和高浓度乙醇观察乙醇对失血性休克代偿作用的影响。

【实验原理】

乙醇能通过抑制多巴胺的运输、干扰突触的多巴胺转运；抑制肝脏中色氨酸二氢化酶的活性、影响 5-羟色胺的合成；破坏皮质的 γ-氨基丁酸 A 型受体、导致其密度下降；抑制谷氨酸所致的伏核神经元电活动增强的现象，改变谷氨酸介导的突触传递等多种作用影响中枢神经系统功能。而上述中枢系统神经递质(多巴胺、5-羟色胺、γ-氨基丁酸及谷氨酸)的运输、转运及合成等过程的改变，可能抑制机体在失血性休克时的一系列代偿反应，(如减压反射、肾上腺素、去甲肾上腺素等血管活性物质释放及自身体液调节等)，并进一步加重加快 DIC 的程度。本实验通过复制家兔的失血性休克模型可以来研究乙醇对这一系列代偿反应的影响。

【实验动物】

家兔。

【药品与器材】

25%氨基甲酸乙酯溶液、0.5%肝素溶液、高浓度乙醇溶液、生理盐水。

BL-420 生物机能信号系统、兔手术器械、兔台 1 个、血压描记装置 1 套、输液装置 1 套、微循环观察装置(包括显微镜 1 台、灌流盒 1 个)、手术灯 1 台、接线板 1 个、气管插管、动脉套管、静脉插管各 1 个、三通管 1 个、酒精温度计 1 支、注射器(5ml、10ml、50ml)各 1 支、针头 4 个、纱布 3 块、棉花少许、白纱带 4 ~ 5 根。

【实验方法与步骤】

1. 手术

(1) 麻醉：取家兔 2 只(甲、乙)，称重后，由耳缘静脉缓慢注射 25%氨基甲酸乙酯溶液进行全身麻醉(按 4ml/kg)。

(2) 固定：将家兔仰卧位固定于兔台上，剪去颈部正中的毛，以备颈部手术切口。

(3) 气管分离术：麻醉后，用手术刀沿正中线，从甲状软骨处向下至胸骨上缘 5～6cm 做纵向切口，用小号弯钳向下分离。分开颈部正中的肌群后即可看到气管。分离气管并在下面穿一根粗丝线，插管结扎时用。

(4) 颈总动脉分离术：颈总动脉位于气管两侧，分离出气管后，在其两侧可见到搏动的颈总动脉，用眼科镊或小弯钳细心分离出左侧的颈总动脉(游离长度需 3 ~ 4cm)，在下面穿细线两根备用。若有颈总动脉的分支，应将分支两端结扎，在其中间剪断。

(5) 颈外静脉分离术：颈外静脉表浅，位于颈部皮下。用手将右侧切口处外翻，将组织轻轻顶起，在胸锁乳突肌外缘，可见到粗大、呈暗紫色的颈外静脉。沿其走向，将右颈外静脉分离出 3 ~ 4cm，穿 2 根线备用。

(6) 气管插管术：在甲状软骨下端 0.5 ~ 1cm 处，用组织剪沿两个软骨环的间隙剪一约达气管口径一半以上的横切口，再向头侧剪断 2 个气管软骨，使切口呈 “⊥” 形，向下端方向插入气管插管，结扎、固定(为防滑脱，应再将线固定在插管分叉处)。以保持动物呼吸通畅。在剑突下切开皮肤 1 ~ 2cm，并将一连有张力换能器的金属小钩挂在浅层肌肉上，张力换能器的另一端输入到 BL-420 系统面板通道 2，以描记正常的呼吸曲线。

(7) 颈总动脉插管术：颈总动脉插管的目的在于测量血压或放血。

1) 插管前：①先将动脉套管通过压力传感器输入到 BL-420 系统面板 1 通道。打开 BL-420 生物信号显示与处理软件，在菜单栏选择“实验项目→循环实验→兔动脉血压的调节”实验模块，以记录血压。②加压，使导管及动脉套管内充满抗凝液，同时排除管内气泡，并将基础压打到 100mmHg (1mmHg = 0.133kPa) 的水平。

2) 插管并记录血压的变化：用动脉夹夹住左颈总动脉近心端，结扎其远心端，两端间距需 3cm 左右。用左手小拇指或用眼科镊的柄垫起这段游离的动脉，用眼科剪在靠近头端结扎处剪一“V”形小口，将充满抗凝液体的动脉套管头端向心方向插入动脉内，用备好的细线结扎固定，为防止插头滑出，应将结扎线再固定于套管的侧管上。小心打开动脉夹，即可见血液冲进动脉套管。此时即可通过 BL-420 生物信号显示与处理软件记录血压的变化。

(8) 颈外静脉插管术：颈外静脉插管用于注射药液、输血输液。

将静脉周围的结缔组织分离后，用动脉夹夹住游离段的近心端，结扎其远心端，用眼科剪在靠结扎线处剪一小口(约为管径的 1/3 或 1/2)，插入与输液装置相连的，充满肝素溶液的塑料导管，进入 3～4cm，做结扎固定，打开动脉夹即可注药或输液。(注药或输液须先排除输液管道中的气泡)。为防止发生凝血可慢速滴入生理盐水 5 ~ 10 滴/分，只要维持输液通畅即可。

(9) 自尿道(或输尿管)插入导管，接引流尿液。肛门插入肛表一支测体温。

2. 输注药物　家兔甲静脉输注高浓度乙醇，家兔乙静脉输注等量生理盐水。

3. 复制失血性休克模型

(1) 少量放血：开放股动脉插管使放血量达全血的 1/10 后夹闭动脉(全血量按体重的 8% 或 70ml/kg 计算)。

(2) 大量放血：少量放血 10min 后使血压稳定在低水平后、在开放颈动脉动脉夹、放血量为 1/5～1/4、放血时间 3～5min(切勿过快)使血压(平均动脉压)稳定在 30～40mmHg(1mmHg = 0.133kPa)、如果停止放血、血压回升、可再放血；若血压过低、则立即将放出的血回输若干(经右侧颈外静脉插管回输血)。

【观察项目、结果记录与比较】

(1) 于放血前及成功复制失血性休克模型后观察和记录各观察指标，并记入表 1-4-7。

(2) 比较输注生理盐水及高浓度乙醇溶液家兔失血性休克前后各项指标变化的差异。

表 1-4-7　输注高浓度乙醇溶液对家兔失血性休克代偿作用的影响

家兔	呼吸(次/min)	BP(mmHg)	心率(次/min)	肛温(℃)	尿量(滴/min)	皮肤黏膜颜色
输注高浓度乙醇(甲)						
输注生理盐水(乙)						

注：1mmHg = 0.133kPa

【注意事项】

(1) 组内应分工明确，各尽其责，密切配合，以保证手术顺利进行。

(2) 手术时，动作要敏捷、轻柔，应尽量减少创伤和出血。

(3) 动脉套管、放血用的塑料管内，应事先加一定量的肝素溶液，在颈总动脉处放血后，应给放血管道内注入肝素液，以防凝血。

【预期结果】

失血性休克时，相对生理盐水而言、高浓度乙醇具有减弱减压反射、抑制肾上腺素和去甲肾上腺素释放、加重加快休克进程的作用。

【思考题】

(1) 在失血性休克发展过程中，血压、心率、呼吸、尿量、体温等有怎样的变化？其原因及机制是什么？

(2) 乙醇对中枢系统神经递质及中枢系统功能有哪些影响？

实验 8　弥散性血管内凝血（DIC）家兔模型的复制及解救

【实验目的】

(1)通过本实验观察 DIC 时微循环的变化情况和血液学检测结果，讨论急性 DIC 的发病机制。

(2)学习用兔脑粉复制急性实验性 DIC 动物模型和 DIC 解救的方法。

(3)初步了解急性 DIC 的几项血液学常规检查方法。

【实验原理】

弥散性血管内凝血是指在某些致病因子作用下，凝血因子和血小板被激活，大量促凝物质入血，引起血管内微血栓形成，进而继发纤溶系统被激活，出现出血、器官功能障碍、贫血甚至休克的病理过程。本实验是利用大分子颗粒物质激活血管内凝血系统而导致 DIC。

兔脑粉含有组织因子(或称凝血致活酶)，能启动外源性凝血过程。正常体内血液中没有组织因子，静脉注射兔脑粉后通过外源性凝血途径引起 DIC。

【实验动物】

健康成年家兔。

【药品与器材】

25%氨基甲酸乙酯溶液、3.8%枸橼酸钠溶液、4%兔脑粉生理盐水浸出液(临用时配制)、饱和氯化钠液、肝素、1%鱼精蛋白溶液、血小板稀释液、 0.025 mol / L 氯化钙溶液、P 试液。

兔台、常规手术器械、双孔电热恒温水浴箱、台式离心机、721 分光光度计、秒表、显微镜、号码计数器、刻度离心管(10ml)、试管、刻度吸管(2ml、5ml)、微量定量移液器、血色素吸管、毛细滴管、血球计数板配盖玻片、橡皮吸球、乳胶滴管、棉球和纱布、5ml 玻璃试管、动脉夹、动脉插管、“Y”形气管插管、微循环观察显微镜，水银灯。

【实验方法与步骤】

1. 兔脑粉浸液的制备　取新鲜兔脑，彻底去除血管网和脑膜，用生理盐水洗净，置于研钵中加入丙酮研磨，研磨至粥状后静置数分钟，弃掉上清液，再加入丙酮研磨，这样重复多次，直至脑组织彻底脱掉水分成为白色粉末(可放入冰箱保存)。使用前，取 0.2 g 粉末入试管，加入 5ml 生理盐水，搅匀后以 1500r/min，离心 2min，取上清液过滤后供静脉注射用。

2. P 试液配制　实验前称取兔脑粉 200mg，加入 5ml 生理盐水，充分混匀后放入 37℃恒温水浴箱内孵育 1h，在此过程中，用玻璃棒搅拌 3～4 次，并颠倒混匀，然后离心(1000r/min)5min，吸取上清液，再加入等量的 0.025mol / L 氯化钙溶液，用前摇匀，作 PT 实验用。

3. 家兔手术

(1)麻醉：家兔称重后，由耳缘静脉缓慢注射 25%氨基甲酸乙酯溶液进行全身麻醉(按 4ml/kg)。

(2)固定：将家兔仰卧位固定于兔台上，剪去颈部正中的毛，以备颈部手术切口。

(3)气管分离术：麻醉后，用手术刀沿正中线，从甲状软骨处向下至胸骨上缘 5～6cm

做纵向切口，用小号弯钳向下分离。分开颈部正中的肌群后即可看到气管。分离气管并在下面穿一根粗丝线，插管结扎时用。

(4)颈总动脉分离术：颈总动脉位于气管两侧，分离出气管后，在其两侧可见到搏动着的颈总动脉，用眼科镊或小弯钳细心分离出左侧的颈总动脉(游离长度需 3～4cm)，在下面穿细线两根备用。若有颈总动脉的分支，应将分支两端结扎，在其中间剪断。

(5)颈外静脉分离术：颈外静脉表浅，位于颈部皮下。用手将右侧切口处外翻，将组织轻轻顶起，在胸锁乳突肌外缘，可见到粗大、呈暗紫色的颈外静脉。沿其走向，将右颈外静脉分离出 3～4cm，穿 2 根线备用。

(6)气管插管术：在甲状软骨下端 0.5～1cm 处，用组织剪沿两个软骨环的间隙剪一约达气管口径一半以上的横切口，再向头侧剪断 2 个气管软骨，使切口呈 "⊥"形，向下端方向插入气管插管，结扎、固定(为防滑脱，应再将线固定在插管分叉处)。以保持动物呼吸通畅。在剑突下切开皮肤 1～2cm，并将一连有张力换能器的金属小钩挂在浅层肌肉上，张力换能器的另一端输入到 BL-420 系统面板通道 2，以描记正常的呼吸曲线。

(7)颈总动脉插管术：颈总动脉插管的目的在于测量血压或放血。

1)插管前：①先将动脉套管通过压力传感器输入到 BL-420 系统面板 1 通道。打开 BL-420 生物信号显示与处理软件，在菜单栏选择“实验项目→循环实验→兔动脉血压的调节”实验模块，以记录血压。②加压，使导管及动脉套管内充满抗凝液，同时排除管内气泡，并将基础压打到 100mmHg(1mmHg = 0.133kPa)的水平。

2)插管并记录血压的变化：用动脉夹夹住左颈总动脉近心端，结扎其远心端，两端间距需 3cm 左右。用左手小拇指或用眼科镊的柄垫起这段游离的动脉，用眼科剪在靠近头端结扎处剪一“V”形小口，将充满抗凝液体的动脉套管头端向心方向插入动脉内，用备好的细线结扎固定，为防止插头滑出，应将结扎线再固定于套管的侧管上。小心打开动脉夹，即可见血液冲进动脉套管。此时即可通过 BL-420 生物信号显示与处理软件记录血压的变化。

(8)颈外静脉插管术：颈外静脉插管用于注射药液、输血输液。

将静脉周围的结缔组织分离后，用动脉夹夹住游离段的近心端，结扎其远心端，用眼科剪在靠结扎线处剪一小口(约为管径的 1/3 或 1/2)，插入与输液装置相连的，充满肝素溶液的塑料导管，进入 3～4cm，作结扎固定，打开动脉夹即可注药或输液。(注药或输液前应先排除输液管道中的气泡)。为防止发生凝血可慢速滴入生理盐水 5～10 滴/min，只要维持输液通畅即可。

(9)在上腹部正中线脐上方作一长 6～8cm 的皮肤切口，分离皮下组织并沿腹白线切开腹壁，找一段游离性好的小肠，拉出用显微镜观察毛细血管血流情况。

4. 全身肝素化　静脉注射 1%肝素 0.5ml/kg(颈总动脉插后)。

5. 制备抢救用血液　从颈总动脉抽血 20ml 并从静脉回推生理盐水(从颈总动脉插管插好开始到注入兔脑粉浸液每隔 20min 抽一次)。

6. 制备血浆　取 10ml 血放入含抗凝剂的试管内，离心(3000r/min)15min，获得含微量血小板血浆作为大部分实验测定用。

7. 复制 DIC 模型　取 4%兔脑粉生理盐水溶液，按 2.0ml/kg 体重计算，将总量用生理盐水稀释至 30 ml，由耳缘静脉缓慢注入。

8. 抢救

(1)回输血液。

(2)扩血管：2.5%酚妥拉明 0.2ml/kg。

(3)缩血管：0.01%多巴胺 0.1ml/kg，0.01%盐酸肾上腺素 0.1ml/kg。

(4)肝素、阿司匹林抢救治疗。

9. 尸检　动物死后，观察各个脏器的变化。

【观察项目】

(1)在注入兔脑粉浸液前 15min、注入后的 10min 及 20min，分别由颈总动脉取血样 10ml，放入含抗凝剂的试管内，离心 15min(3000r/min)。

(2)取 1.5～2.0m1 血液置于不含抗凝剂的干净试管内，作为测定 FDP 用。

【结果记录】

在表 1-4-8 中记录家兔血液学检测的各项结果。

表 1-4-8　家兔急性 DIC 时血液学检测

时间(min)	凝血酶原时间(min)	凝血酶时间(min)	3P 实验(min)	血清纤维蛋白含量测定(mg%)	血小板计数(/mm³)
前 15					
后 10					
后 20					
抢救后					

【注意事项】

(1)兔脑粉浸液极易导致兔猝死，注射过程中，密切观察动物呼吸，控制推注速度，注射前做好二次采血的准备，以免措手不及而耽误取血。

(2)纤维蛋白原含量检测时，一旦血浆与饱和盐水接触，应即混匀，否则易致局部沉淀，影响测定结果。

(3)作 3P 试验，应先加血浆，再加鱼精蛋白液，否则易引起假阳性结果。

【预期结果】

DIC 可使机体血管内凝血功能发生变化，表现为：

(1)凝血酶原时间延长。

(2)凝血酶时间延长。

(3)3P 实验呈阳性反应。

(4)纤维蛋白原明显减少。

(5)血小板数目减少。

【思考题】

(1)本实验是否复制了急性 DIC？有何根据？

(2)本实验所致的 DIC 其主要发病机制是什么？

(3)急性 DIC 时本实验的观察指标为什么会改变？

附：检查急性 DIC 的几种常规血液学检测方法

1. 凝血酶原时间（PT）测定

（1）取被检血浆 0.1ml，置于小试管内放于 37℃水浴中。

（2）加入 P 试液 0.2ml，开动秒表，轻轻地摇动，直至液体停止流动或出现粗颗粒，即为凝血酶原时间。

（3）重复 3 次，取平均值，家兔正常值为 6～8s。

2. 凝血酶时间（TT）测定

（1）取被检血浆 0.2m1，置于小试管内放于 37℃水浴中。

（2）加入适当浓度的凝血酶悬液 0.2ml，开动秒表，观察方法同上，测定其凝固时间。

（3）重复 3 次，取平均值。

3. 鱼精蛋白副凝实验（3P 实验）

（1）取血浆 0.9ml 置于小试管内。

（2）加入 1%硫酸鱼精蛋白溶液 0.1ml，混匀，室温下放置 30min，于观察终点前，将试管轻轻摇动，有白色纤维或凝块为阳性，均匀混浊、无白色纤维为阴性。

4. 血清纤维蛋白（原）含量测定（饱和盐水法）

（1）取血浆 0.5m1 置于 12mm×100mm 的试管中，加入饱和氯化钠溶液 4.5m1，充分混匀，置于 37℃水浴中孵育 3min，取血后再次混匀，用 721 型分光光度计比色，测定光密度。

（2）以生理盐水代替饱和氯化钠溶液，进行同样操作作为对照。

（3）对照管调零点，测出光密度（波长 520nm）后，按下式计算纤维蛋白原含量 纤维蛋白原含量（mg%）=测定管光密度÷0.5×1000。

5. 血小板计数 吸血小板稀释液 0.38ml 于一小试管内，用血红蛋白吸管取血 20ml 立即加入血小板稀释液内，充分摇匀后，用滴管将上述混悬液一小滴滴入计算室内，静置 15min 后，用高倍镜计数。数 5 个方格内的血小板数，乘以 1000，即得每立方毫米血小板数。

家兔正常值为 3×10^5～$6\times10^5/mm^3$。

实验 9 氨茶碱治疗充血性心力衰竭的实验研究

【实验目的】

（1）观察比较氨茶碱与地高辛对充血性心力衰竭的疗效，分析其作用机制。

（2）学习复制充血性心力衰竭模型的方法。

【实验原理】

心力衰竭是各种心脏疾病导致心功能不全的一种综合征，表现为心脏的收缩和（或）舒张功能发生障碍，使心排血量绝对或相对下降，以致不能满足机体代谢需要的病理生理过程（图 1-4-1）。而心力衰竭是同时伴有体循环缺血和肺循环瘀血的心力衰竭，它是高血压、心肌病、异常心率、心瓣膜功能异常、冠状动脉功能异常等多种心血管疾病发展的终末阶段。加强心肌收缩力、减轻心肌前后负荷是治疗心力衰竭的基本原则。氨茶碱具有强心、利尿及扩血管的作用，是临床上治疗充血性心力衰竭的常用药物。

【实验动物】

健康家兔30只，体重2.0kg，雌雄各一半。

【药品与器材】

(1) 25%氨基甲酸乙酯溶液、5%葡萄糖注射液、地高辛(0.08mg/d)、氨茶碱(38.2mg/d)。

(2) BL-420生物机能信号系统、哺乳类动物手术器械一套、兔固定台、注射器(5ml、10ml)、丝线、缚腿带、纱布、颈总动脉插管、动脉夹、张力换能器、小动物呼吸器，心电监护仪。

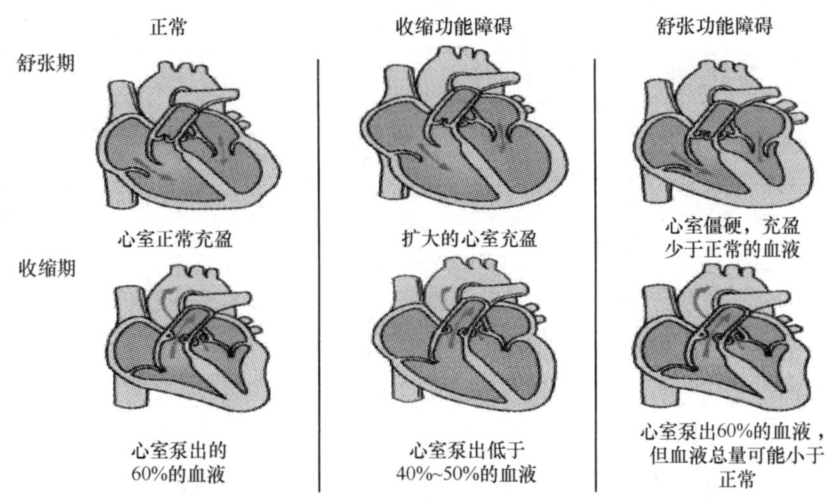

图1-4-1　心力衰竭时心室收缩及舒张功能障碍

【实验方法与步骤】

1. 复制心力衰竭模型　行左冠状动脉主干结扎术，复制心肌梗死、心力衰竭模型。

(1) 麻醉：家兔称重后，由耳缘静脉缓慢注射25%氨基甲酸乙酯溶液进行全身麻醉(按4ml/kg)。

(2) 固定：将家兔仰卧位固定于兔台上，剪去胸部正中的毛，以备胸部手术切口。

(3) 剪开胸部左侧皮肤，依次钝性分离皮下组织及肌肉至肋骨，尽量减少出血。

(4) 以两把止血钳夹住第3、4肋骨，以剪刀剪断肋骨(注意止血)，以扩胸器撑开胸腔，可见跳动的心脏。用眼科镊轻轻提起心包，用小剪刀剪开心包，清晰可见与冠状动脉前降支伴行的静脉。

(5) 以小圆针穿3个“0”丝线结扎前降支及其伴行的静脉。

(6) 松开扩胸器，依次缝合肌肉、皮肤，以无菌纱布包扎切口，轻轻将动物放回笼内。术后每天肌内注射青霉素及庆大霉素，连续4天。

2. 判断心力衰竭模型构建成功与否　术后对左冠状动脉结扎家兔进行血流动力学检测。以左心室舒张末压<75mmHg判断心力衰竭模型复制成功。

3. 分组　实验分三组(每组10只)，对照组、氨茶碱组及地高辛组。对照组为同期开胸假手术，仅将丝线绕过左冠状动脉主干，不进行结扎；氨茶碱组及地高辛组为血流动力学检测判定为心力衰竭模型复制成功的家兔。

4. 记录结果　分别记录三组家兔的心率、血压及和呼吸指标。氨茶碱组及地高辛组分别注射氨茶碱 38.2mg/d 及地高辛 38.2mg/d，对照组注射等量生理盐水。注射后监测并记录三组家兔的心率、血压及和呼吸指标的变化。

【观察指标与结果记录】

1. 呼吸运动的频率和深度 在表 1-4-9 中分别记录各组家兔用药前后呼吸频率的变化，用 BL-420 生物机能信号系统描记各组家兔，用药前后的呼吸曲线并比较用药前后深度有何变化（注意：不要仅仅看到频率的增快或减慢，深度的加深或变浅。而要特别关注增强或减慢后、加深或变浅后是否保持平稳，抑或是忽快忽慢、忽深忽浅，波动较大）。

2. 心率、心律及血压(包括收缩压和舒张压)的变化 方法同上。

3. 存活率、恢复率，不良反应发生率 统计分析各组家兔的存活率、恢复率及不良反应发生率。

表 1-4-9 家兔呼吸频率、心率及血压的变化（$\bar{x} \pm s$，n=10）

组别	呼吸频率(次/min)		心率(次/min)		血压(mmHg)	
	注射前	注射后	注射前	注射后	注射前	注射后
对照组						
氨茶碱组						
地高辛组						

【结果统计】

汇总全实验室结果，所得数据以均数±标准差表示。所有数据均用 SPSS 10.0 统计学软件进行处理，组间差异比较采用 t 检验。多组间均数比较采用单因素方差分析。两组间率的比较用 X^2 检验。$P<0.05$ 认为有显著性差异。

【注意事项】

(1)严格遵守单一因素原则。即除给的药不同外，其他因素均完全相同。

(2)每一次处理前均要有“洗脱期”，即要有一段恢复期的曲线作为对照。

(3)结扎手术中应注意以下问题。

1)因肋间动脉走行于肋骨下，剪断肋骨时应防止大出血。

2)开胸后勿弄破胸膜以免引起气胸，造成动物死亡。

3)结扎前降支时，进针速度应快，深度够深。

【预期结果】

(1)氨茶碱的治疗效果和地高辛相似或者比地高辛更明显。

(2)收集盲法评价的结果，氨茶碱组家兔的精神状态、营养、活动均比地高辛组更佳。

(3)通过统计分析，氨茶碱组的恢复率比地高辛组高，而不良反应发生率却比地高辛组低。

【思考题】

(1)临床上治疗充血性心力衰竭的药物有哪些?

(2)氨茶碱与地高辛治疗心力衰竭作用机制有何异同?

实验 10　影响心功能的因素和实验性心力衰竭的发生及治疗

【实验目的】

(1)学习离体在位蟾蜍心脏恒压灌注方法。

(2)观察影响心功能的各种因素并描绘心功能曲线。

(3)学习制备实验性心衰的动物模型。

(4)加深对心衰药物作用机制的理解。

【实验原理】

泵血功能是心脏最重要的功能,评价泵功能的指标主要有心输出量及有效心功率(心输出量×前负荷的积)。心输出量是指一侧心室每分钟射出的血液量。心率、前负荷、心肌收缩能力以及后负荷是心输出量的主要影响因素。①心率：在一定范围内，心率的增加可使心输出量相应增加。当心率超过 180 次/分或低于 40 次/分时，由于受到心肌能量供应和心脏舒张期长短的影响，导致心输出量反而下降。②前负荷：是心肌初长度或心室舒张末期容积或充盈压。异长调节机制是前负荷对搏出量的影响，是调节输出量的主要机制，即回心血量增加，心脏在舒张期充盈就增加，心肌细胞纤维初长度越长，则心室的收缩力量增强，搏出到主动脉的血量愈多。心室功能曲线：就是反映左心室舒张末期容积或充盈压(前负荷)与心室每搏功之间关系的曲线，纵坐标表示左心室每搏功，横坐标为左心室舒张末期压。

本实验用 2×10^{-6}mol/L 的 $CrSO_4$。其引起家兔心衰，其机制为：Cr^{2+}与 Ca^{2+}竞争钙通道，这样，一方面降低工作细胞内 Ca^{2+}浓度，引起心肌收缩力下降；另一方面，也影响到窦房结细胞的自动去极，导致心律失常，使心衰进一步加重。

强心苷类药物(如强心苷、毒毛花苷 K)能抑制心肌细胞 Na^+-K^+泵，激活心肌细胞 Na^+-Ca^{2+}交换，增加细胞内 Ca^{2+}浓度，进而增加心肌收缩力，影响心脏功能。

【实验对象】

蟾蜍离体心脏。

【药品与器材】

任氏液、2×10^{-6}mol/L $CrSO_4$、1：10 000 异丙肾上腺素、毒毛花苷 K。

恒压灌注装置、量筒、大烧杯、小烧杯、蛙类手术器械一套(金属探针、粗剪刀、镊子、玻璃分针、蛙板、组织剪、眼科剪)。

【实验方法与步骤】

1. 恒压灌流装置准备　储液瓶与左侧纵管构成连通器，储液瓶中液面高度由左侧纵管中的液柱读取。由于与左侧纵管相连的塑料管插入静脉中，纵管的高度代表前负荷的大小。

实验前贮液瓶中注入一半容积以上的任氏液，同时把液柱固定在 5cm 高度，调节静脉插管中液体流速为 20～30 滴/分，以后，就不要再动止水夹；可以通过改变贮液瓶的高度来改变前负荷的大小。右侧是侧管，与侧管相连的塑料管插入到动脉中，因此，侧管的高度代表不同的后负荷；在实验过程中，通过打开不同高度的止水夹来改变后负荷的大小。

2. 制备离体在位蟾蜍心脏的灌流标本

(1)取蟾蜍一只，破坏其脑和脊髓。破坏标志为：下颌呼吸运动消失，各种反射消失，四肢松软，有时会出现尿失禁现象。

（2）暴露心脏。在剪开心包膜的时候，注意分清心包膜与血管壁。

（3）分离左、右主动脉，并穿 3 根线备用。第 1 根线穿在左主动脉下方，第 2 根线穿在右主动脉下方，第 3 根线穿在主动脉干下方。

（4）分离下腔静脉，并在其下穿第 4 根线，结扎第 3 根线。

把蟾蜍心脏翻向头端，仔细辨认静脉窦、下腔静脉及其下的三个肝静脉分支。接着，分离好下腔静脉，并在其下穿第 4 根线；将第 3 根线的一端从下腔静脉下穿出，并结扎，注意结扎位置应靠下，以免结扎静脉窦。

（5）分离肝左静脉，做静脉插管，结扎第 4 根线。

分离肝左静脉 4～5mm，用眼科剪在肝左静脉上做一小切口，将静脉插管从切口处插入下腔静脉，并用第 4 根线结扎固定，这样，流回心脏的液体通道只有静脉插管。

（6）结扎第 2 根线，做动脉插管，结扎第 1 根线。

将心脏翻回原来的位置，通过第 2 根线结扎右主动脉，并在左主动脉上做一小切口；那么，随着心脏的舒缩活动，切口一张一合，并有血液流出；待切口中流出清亮的任氏液时，将动脉插管插入到左主动脉，用第 1 根线结扎固定。这样，流出心脏的液体通道只有动脉插管。

蟾蜍离体心脏灌流装置如图 1-4-2。

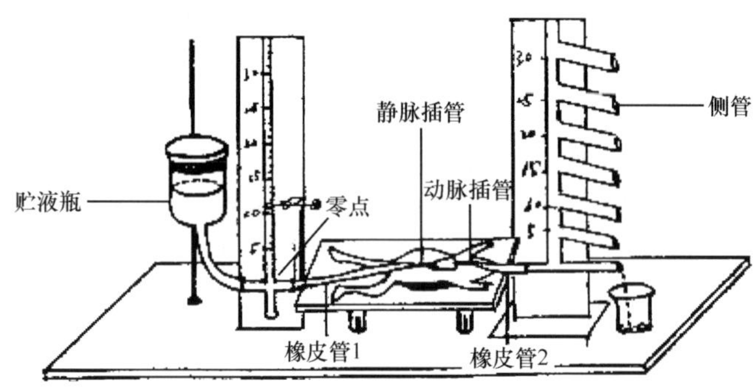

图 1-4-2　蟾蜍离体心脏灌流装置

【观察项目】

1. 改变前负荷对心功能的影响

（1）使动脉插管的出口高度（后负荷）固定于 10cm 处，同时把左侧液面固定在 20cm 高度（前负荷）。调节静脉插管中液体流速为 20～30 滴/分，接着可以通过改变贮液瓶的高度来改变前负荷的大小。

（2）调节贮液瓶高度，使液面分别处于 10cm、20cm、30cm、40cm（前负荷），并用小量筒收集动脉插管灌流液 3min，每分钟收集的任氏液即为心输出量。同时计数心率（若心率过快用冰任氏液滴心脏，过慢用热任氏液滴心脏）记录心搏出量。搏出量=心输出量/心率。

（3）$CrSO_4$ 致心力衰竭。先用硫酸铬代替任氏液灌流 10min（给予硫酸铬时　前负荷为 20cm 高度，后负荷为 10cm），再重复“2”步骤，观察并记录各项指标数据。

（4）强心药恢复心功能，不同组分别以异丙肾上腺素、毒毛花苷 K 药液 2～3 滴（滴于心尖部），待强心作用明显后，重复“2”步骤，观察并记录各项数据。

【结果记录】

整理并计算以上各观察项目的心输出量及有效心功率，并记入表 1-4-10。

表 1-4-10 蟾蜍离体心脏灌流时心输出量及有效心功率的变化

实验项目		心输出量	有效心功率
调节储液瓶高度（调节前负荷，固定心功管：10cm）	10cm		
	20cm		
	30cm		
	40cm		
硫酸铬任氏液			
异丙肾上腺素			
毒毛花苷 K（任氏液）			

【注意事项】

(1) 勿用手捏拿心脏，以免损伤心脏。

(2) 切勿损伤静脉窦。

(3) 心脏表面滴加任氏液，保持湿润。保护好蟾蜍的心脏，及时在心脏表面滴加任氏液。

(4) 整个实验过程中，管道不要扭曲，保持通畅。

(5) 测量每分钟心输出量时注意出口不能漏水。

(6) 每次改变前负荷都要使心脏适应 1min 再测量。

【预期结果】

(1) 在后负荷一定的情况下，蟾蜍心搏出量及每搏功均随前负荷的增长而增加，证明了心脏的异常调节作用。

(2) 硫酸铬能阻断 Ca^{2+}通道，降低细胞内 Ca^{2+}浓度，抑制心脏功能。

(3) 异丙肾上腺素能激动 β 受体具有正性变时变力变传导作用。毒毛花苷 K 能抑制心肌细胞 Na^{+}-K^{+}泵，使细胞内 Na^{+}浓度增加，增加细胞内 Ca^{2+}浓度，产生正性变力作用。异丙肾上腺素及毒毛花苷 K 均具能改善心衰作用的功能。

【思考题】

(1) 临床上急性左心衰的病因有哪些？

(2) 急性左心衰该如何急救处理？

(3) 临床上急性左心衰的常规用药有哪些？

第五章 呼吸系统实验

实验 1 家兔实验性肺水肿及呋塞米的疗效

【实验目的】

(1) 观察肺水肿的表现，探讨其发病机制。

(2) 研究利尿药对肺水肿的治疗效果及药效。

(3) 学习复制家兔实验性肺水肿模型的方法。

【实验原理】

急性肺水肿是临床常见的危重病症，发病迅速，病死率高，其原因是肺脏内血管与组织之间液体交换功能紊乱所致的肺含水量增加。本病可严重影响呼吸功能，是临床上较常见的急性呼吸衰竭的病因。主要临床表现为极度呼吸困难、端坐呼吸、发绀、大汗淋漓、阵发性咳嗽伴大量白色或粉红色泡沫痰，双肺布满对称性湿啰音，X 线胸片可见两肺蝴蝶形状模糊阴影，晚期可出现休克甚至死亡。动脉血气分析早期可有低 O_2、低 CO_2 分压、严重缺 O_2、CO_2 潴留及混合性酸中毒。

静脉滴注肾上腺素能使血液由体循环急速转移至肺循环，导致肺毛细血管流体静压突然升高而发生急性肺水肿模型。利尿药（呋塞米）属于利尿药中的袢利尿药，静脉注射呋塞米能迅速扩张容量血管，使回心血量减少，在利尿药作用发生之前即可缓解急性肺水肿，是急性肺水肿迅速有效的治疗手段之一。同时有利于利尿，使血液浓缩，血浆渗透压增高，也有利于消除脑水肿，对脑水肿并有心力衰竭者尤为实用。

【实验动物】

健康成年家兔，体重 2.0～2.5kg。

【药品与器材】

25%氨基甲酸乙酯溶液、0.9%生理盐水、0.1%肾上腺素、1g/L 呋塞米、0.7%肝素溶液。

婴儿秤、兔固定台、注射器（1ml、2ml）、常规手术器械一套、气管插管、静脉导管和静脉输液装置、BP-420 生物机能信号系统、压力换能器和张力换能器、血气分析仪、缝皮针、天平、听诊器、丝线、纱布、烧杯等。

【实验方法与步骤】

1. 分组 健康成年家兔 12 只，分 3 组（实验组、对照组和治疗组），每组 4 只。

2. 麻醉 取家兔称重后，由耳缘静脉缓慢注射 25%氨基甲酸乙酯溶液进行全身麻醉（按 4ml/kg）。

3. 固定 将家兔仰卧位固定于兔台上，剪去颈部正中的毛，以备颈部手术切口。

4. 气管分离术 麻醉后，用手术刀沿正中线，从甲状软骨处向下至胸骨上缘 5～6cm 做纵向切口，用小号弯钳向下分离。分开颈部正中的肌群后即可看到气管。分离气管并在下面穿一根粗丝线，插管结扎时用。

5. 颈总动脉分离术　颈总动脉位于气管两侧，分离出气管后，在其两侧可见到搏动着的颈总动脉，用眼科镊或小弯钳细心分离出左侧的颈总动脉(游离长度需 3～4cm)，在下面穿细线两根备用。若有颈总动脉的分支，应将分支两端结扎，在其中间剪断。

6. 颈外静脉分离术　颈外静脉表浅，位于颈部皮下。用手将右侧切口处外翻，将组织轻轻顶起，在胸锁乳头肌外缘，可见到粗大、呈暗紫色的颈外静脉。沿其走向，将右颈外静脉分离出 3～4cm，穿 2 根线备用。

7. 气管插管术　在甲状软骨下端 0.5～1cm 处，用组织剪沿两个软骨环的间隙剪一约达气管口径一半以上的横切口，再向头侧剪断 2 个气管软骨，使切口呈 “⊥” 形，向下端方向插入气管插管，结扎、固定(为防滑脱，应再将线固定在插管分叉处)。以保持动物呼吸通畅。在剑突下切开皮肤 1～2cm，并将一连有张力换能器的金属小钩挂在浅层肌肉上，张力换能器的另一端输入到 BL-420 系统面板通道 2，以描记正常的呼吸曲线。

8. 颈总动脉插管术　颈总动脉插管的目的在于测量血压或放血。

1) 插管前，①先将动脉套管通过压力传感器输入到 BL-420 系统面板 1 通道。打开 BL-420 生物信号显示与处理软件，在菜单栏选择“实验项目→循环实验→兔动脉血压的调节”实验模块，以记录血压。②加压，使导管及动脉套管内充满抗凝液，同时排除管内气泡，并将基础压打到 100mmHg (1mmHg = 0.133kPa) 的水平。

2) 插管并记录血压的变化：用动脉夹夹住左颈总动脉近心端，结扎其远心端，两端间距需 3cm 左右。用左手小拇指或用眼科镊的柄垫起这段游离的动脉，用眼科剪在靠近头端结扎处剪一 “V” 形小口，将充满抗凝液体的动脉套管头端向心方向插入动脉内，用备好的细线结扎固定，为防止插头滑出，应将结扎线再固定于套管的侧管上。小心打开动脉夹，即可见血液冲进动脉套管。此时即可通过 BL-420 生物信号显示与处理软件记录血压的变化。

9. 颈外静脉插管术　颈外静脉插管用于注射药液、输血输液。

将静脉周围的结缔组织分离后，用动脉夹夹住游离段的近心端，结扎其远心端，用眼科剪在靠结扎线处剪一小口(约为管径的 1/3 或 1/2)，插入与输液装置相连的，充满肝素溶液的塑料导管，进入 3～4cm，作结扎固定，打开动脉夹即可注药或输液。(注药或输液前应先排除输液管道中的气泡)。为防止发生凝血可慢速滴入生理盐水 10～15 滴/分，以维持输液通畅即可。

【观察项目】

1. 正常指标观察

(1) 观察家兔的皮肤黏膜颜色，并记录家兔血压、心率、呼吸频率等指标。听诊器听肺部呼吸音。

(2) 用 1ml 肝素化注射器从耳动脉抽血 0.5ml，立即将针头插入橡皮塞中以防空气进入。经血气分析仪测定血液的 pH、$PaCO_2$、PaO_2、K^+、Na^+、Cl^-等，作为实验前对照。

2. 实验组

(1) 静脉输入 37℃生理盐水 80ml/kg，速度为 160 滴/min。当生理盐水即将输完时耳缘静脉缓慢推入 0.1%肾上腺素 1ml/kg ，然后继续以 10～15 滴/分的速度输入生理盐水维持静脉输液通道。

(2) 输液过程密切观察机体变化，当动物出现：①明显呼吸急促、困难；②两肺湿啰音；③气管插管口是否有粉红色泡沫液体溢出等肺水肿表现时，再次采血 0.5ml 做血气分析，并与实验前的指标对照对比。

(3) 如果上述情况变化不明显可重复使用肾上腺素，用法及剂量同上，直至出现明显的肺水肿表现。并迅速从耳朵动脉抽血 0.5ml，测定血气指标的变化。

3. 对照组 对照组家兔与实验组家兔一样处理，称重、麻醉、固定、气管插管、记录血压、心率、呼吸曲线等，采血行血气分析。注射生理盐水，不给予肾上腺素，所有液体输完后，再取血分析血气变化。

4. 治疗组 治疗组也与实验组家兔一样，不一样的是注射完肾上腺素后，在耳缘静脉按体重 5mg/kg 的量加输呋塞米注射液。

5. 肺系数计算 肺系数=肺重量(g)/家兔体重(kg)

三组家兔实验性给药(肾上腺素)及治疗性给药(呋塞米)后采血进行血气分析，然后夹闭气管处死动物，开胸计算肺系数。(正常家兔肺系数为 4～5g/kg)。

6. 观察比较三组家兔肺大体形态变化 切开肺，注意切面的变化，是否有粉红色泡沫液体溢出(注意其量、性质、颜色)。还可在显微镜下对比观察肺水肿和正常肺的组织切片。

【结果记录】

在表 1-5-1 中记录家兔急性肺水肿时心率、血压及血气等各项指标的变化。

表 1-5-1 家兔急性肺水肿时心率、血压及血气变化 ($\bar{x}\pm s$，n=10)

组别 指标	对照组 (输注 NS)		实验组 (输注肾上腺素)		治疗组 (输注肾上腺素 + 呋塞米)	
	前	后	前	后	前	后
心率(次/min)						
BP(mmHg)						
呼吸(次/min)						
肺系数						
皮肤黏膜颜色						
肺呼吸音						
肺大体形态变化						
pH						
$PaCO_2$						
PaO_2						
K^+						
Na^+						
Cl^-						

注：1mmHg = 0.133 kPa

【结果统计】

汇总全实验室结果，所得数据以均数 ± 标准差表示。所有数据均用 SPSS 10.0 统计学软件进行处理，组间差异比较采用 t 检验。多组间均数比较采用单因素方差分析。两组间率的比较用 X^2 检验。P<0.05 认为有显著性差异。

【注意事项】

(1)禁用实验前已有明显肺部异常征象(啰音、喘息、气促等)的动物，否则影响结果的可靠性。

(2)剖取肺脏时，操作要小心，防止肺表面损伤引起水肿液外流，影响肺系数的准确性。

(3)在第 1 次使用肾上腺素后肺水肿征象不明显者，可重复使用，两次输药间隔 10～15min，不宜过频。

(4)应控制输液速度，不宜太快，以 180～200 滴/分为宜。

【预期结果】

每组实验都出现了肺气肿的现象体征。

(1)实验前三组家兔心率相近，血压在正常范围，呼吸平缓，肺部听诊无湿啰音。

(2)实验后，实验组皮肤发绀，心率加快，血压上升，呼吸变加深加快，呼吸困难，肺部听诊有湿啰音，肺系数远高于正常对照组。

(3)治疗组随输注呋塞米剂量增高后症状逐渐缓解，直到恢复正常。

【思考题】

(1)肾上腺素为什么可引起肺水肿？其发生机制是什么？

(2)本实验可出现哪种类型的酸碱平衡紊乱？其发生机制是什么？

(3)本实验可出现哪种类型的缺氧？其发生机制是什么？

实验 2 呼吸功能不全的实验研究

【实验目的】

(1)复制两种不同类型的呼吸衰竭模型。

(2)观察不同类型呼吸衰竭时血气和呼吸的变化，分析其发生机制。

(3)观察缺氧和不同二氧化碳浓度对呼吸运动的影响。

(4)学习动脉取血和血气测定方法。

【实验原理】

静脉注射油酸，可引起肺泡毛细血管膜损伤，可用于复制Ⅰ型呼吸衰竭模型。窒息可造成Ⅱ型呼吸衰竭。不同程度缺氧和二氧化碳潴留可影响机体呼吸功能，分析化学感受器反射在呼吸调节中的作用。

【实验动物】

大鼠。

【药品与器材】

1%普鲁卡因、1%肝素、生理盐水、油酸、含 3%和 6% O_2 气体、含 3%和 6% CO_2 气体。

注射器(1ml、2ml、5ml)各 2 只，气管插管，动脉插管，呼吸描记装置，动物人工呼吸机。

【实验方法与步骤】

1. 麻醉，固定 大白鼠称重，腹腔注射 25%氨基甲酸乙酯麻醉，仰卧位固定。

2. 局部浸润麻醉后，分离气管、右侧颈外静脉和左侧颈总动脉，做气管插管。

3. 结扎颈总动脉远心端，用动脉夹夹闭近心端，插入已充满肝素生理盐水的动脉插管，结扎固定后打开动脉夹。动物休息 15min 后测定各项指标。

4. 用注射器抽出动脉插管内的死腔液，然后用经肝素化处理的注射器取血。

5. 在动物胸部第 4 至第 6 肋间呼吸最明显处皮下插入 2 只发射(红)和 2 只接收(黑)电极(发射电极在胸部内侧，接收电极在外侧)，连阻抗仪描记呼吸。

【观察项目及指标】

1. 观察两类呼吸衰竭时血气和呼吸的变化

(1)窒息引起的Ⅰ型呼吸衰竭

1)夹闭气管插管 25s，立即取动脉血 0.5ml 做血气分析，并观察呼吸的变化，至 30s 时松开夹闭的气管插管。

2)待动物呼吸恢复正常后记录各指标，准备做项目“2”实验。

(2)油酸引起的Ⅱ型呼吸衰竭

1)颈外静脉缓慢注入油酸(10～15μl/100g)，于注射后 30min、60min 记录各指标。

2)出现明显呼吸变化后，给动物吸 40%氧气，记录各指标。

2. 观察 O_2 和不同 CO_2 浓度对呼吸运动的调节作用

(1)用窒息恢复后的动物，气管插管连接气袋，吸入含 6% O_2 的气体 2～5min，记录指标，然后恢复正常通气 30min。

(2)吸入含 3% O_2 的气体 2～5min，记录，正常通气 30min。

(3)动物吸入含 3%的 CO_2 的气体 2～5min，迅速记录各指标，恢复正常通气 30min。

(4)吸入含 6%的 CO_2 的气体 2～5min，记录各指标。

3. 观察肺部病变 处死大鼠，开胸取出双肺，肉眼观察肺形态变化，称重，计算肺系数。并剪开肺组织，观察有无泡沫样液体流出。

肺系数 = 肺重(g)/体重(kg)，正常大鼠肺系数为 4～8。

4. 观察指标 呼吸频率和幅度，全血 pH、$PaCO_2$、PaO_2。

【结果记录】

在表 1-5-2 中记录呼吸功能不全时家兔各项观察指标的变化。

表 1-5-2 呼吸功能不全时家兔血气及呼吸运动的变化

项目		血气分析			呼吸运动	
		pH	$PaCO_2$	PaO_2	频率(次/min)	幅度
窒息	窒息前					
	窒息后					
	窒息恢复后					
静脉注射油酸	注射前					
	注射后 30min					
	注射后 60min					
	恢复后					
吸入不同浓度 O_2	正常 O_2					
	6% O_2					
	3% O_2					
吸入不同浓度 CO_2	正常 CO_2					
	3% CO_2					
	6% CO_2					

【注意事项】

取血切忌与空气接触，如针管内有小气泡要及时排出。

【预期结果】

(1)窒息可致大鼠Ⅰ型呼吸衰竭，血 PaO_2 下降、$PaCO_2$ 上升，且呼吸频率上升。

(2)静脉注射油酸可致大鼠Ⅱ型呼吸衰竭，使呼吸频率加快。

(3)吸入适度浓度 CO_2，可使呼吸加深加快。

(4)轻度缺氧 O_2，可使呼吸加深加快。

【思考题】

(1)窒息和油酸所引起的呼吸衰竭有什么不同？为什么？

(2)吸入不同浓度 CO_2 与 O_2 对呼吸的影响有什么不同？为什么？

(3)Ⅰ型和Ⅱ型呼吸衰竭时氧疗有何不同？为什么？

实验 3　年龄因素对缺氧耐受性的影响

【实验目的】

1. 学习复制动物缺氧病理模型的方法。

2. 观察年龄对缺氧耐受力的影响。

【实验原理】

不同的缺氧条件均可造成动物的缺氧状态，并表现出相应的功能代谢改变。动物的不同年龄对缺氧的耐受能力也不尽相同。

【实验动物】

1. 成年小白鼠 1 只。

2. 新生幼鼠 1 只。

【药品与器材】

钠石灰。

天平称、青霉素小瓶、广口瓶。

【实验方法与步骤】

(1)取新生幼鼠及健康成年小鼠各 1 只。

(2)将新生幼鼠放入青霉素小瓶内(瓶口塞以少量棉花以免成年鼠伤害)，然后将其与成年鼠一起放入盛有钠石灰的广口瓶内，观察两鼠活动度、呼吸、口唇皮肤黏膜颜色等一般状况。

(3)密闭瓶塞，并记录时间。

(4)观察两鼠在瓶内的活动度、呼吸、口唇皮肤黏膜的颜色等变化，每 3min 记录一次。小鼠死亡后，分别记录两鼠死亡时间。

【结果记录】

在表 1-5-3 中记录小鼠放入广口瓶前后活动度、呼吸、口唇皮肤黏膜颜色的变化情况。

表 1-5-3 不同年龄小鼠缺氧前后活动度、呼吸、黏膜颜色的变化

鼠号	呼吸(次/10s)		口唇皮肤颜色		活动度	存活时间(min)
	前	后	前	后		
成年鼠						
幼鼠						

【结果统计】

汇总全实验室结果，所得数据以均数 ± 标准差表示。所有数据均用 SPSS 10.0 统计学软件进行处理，组间差异比较采用 t 检验。

【注意事项】

(1)当其中一只小鼠死亡后，不能揭开瓶盖。

(2)所用广口瓶瓶口须能密闭不漏气。

(3)记录时间要准确，以便进行实验结果分析。

【预期结果】

幼年鼠对缺氧的耐受能力强于成年小鼠，存活时间较成年小鼠长。

【思考题】

不同年龄动物对缺氧耐受性有何不同？分析其原因。

第六章　消化系统实验

实验 1　丁酸和谷氨酸对小鼠胃肠运动影响的比较

【实验目的】

探究除了乳酸菌之外酸奶中其他成分(短链脂肪酸和氨基酸)对胃肠运动的影响。以丁酸作为短链脂肪酸的代表，以谷氨酸作为氨基酸的代表。

【实验原理】

用胃残留率反映胃排空的速度以此来衡量胃的运动，用小肠推进率来衡量小肠的运动。实验中采用炭末推进法，将炭末混进给小鼠灌胃的营养性半固体糊中，可以清晰的量出食物在小肠中的推进距离，将幽门和贲门结扎取出胃可以得出残留在胃中的食物的量。方法简易易于操作。

【药品与器材】

3%丁酸、3%谷氨酸、羧甲基纤维素钠、奶粉、糖、淀粉、活性炭末、蒸馏水。

常规哺乳类手术器械、硬质灌胃管。

【实验动物】

小鼠。

【实验方法与步骤】

(1)营养性半固糊的制备。取 5 g 羧甲基纤维素钠，溶于 120ml 蒸馏水中，分别加入 8g 奶粉、4g 糖、4g 淀粉和 1g 活性炭末，搅拌均匀。配制成 150ml，约 150g 的黑色半固体糊状物。冰箱冷藏，用时恢复至室温。

(2)取小鼠 30 只，雌雄各半，体重 18～22g，实验前禁食 12～16 h，自由饮水。

(3)实验分 3 组，每组 10 只。用棉签蘸取 3%～5%苦味酸(黄色)溶液涂于其中 10 只腰背部(雌雄各半)，用 2%硝酸银(咖啡色)溶液标记 10 只(雌雄各半)，用 0.5%中品红(红色)标记剩下 10 只，黄色代表丁酸组，红色代表谷氨酸组，咖啡色代表对照组。

(4)半固体药物灌胃：取各组小鼠，每只给予半固体糊 0.8ml 灌胃。灌胃方法：左手捏持或者抓住动物的头、颈部皮肤，使动物腹部朝向术者，右手将连接注射器的硬质灌胃管由口角处插入口腔，用灌胃管将动物的头部稍向后压迫，使口腔与食管成一条直线。将灌胃管由上腭轻轻插入食管，插入深度约为 3cm。插入时应注意动物的反应，如插入顺利，动物安静，呼吸正常，可注入药物，如动物挣扎剧烈或插入有阻力，应拔出胃管重插。

(5)20min 后，丁酸组以 3%丁酸 0.5ml 灌胃，谷氨酸组以 3%谷氨酸 0.5ml 灌胃。对照组以蒸馏水 0.5ml 灌胃。

(6)40min 后脱颈处死。处死的小鼠腹腔剖开，将幽门和贲门结扎取出胃，用滤纸拭干称重。然后沿胃大弯剪开胃体，洗去胃内容物拭干，称净重。

(7)将自盲肠处取出的肠，不加牵引铺平于白纸上，分别量取自幽门括约肌至炭糊最前端及至盲肠的距离。

【结果计算及记录】

按式(1-6-1)、式(1-6-2)，分别计算各组小鼠胃残留率及小肠推进率，并记入表 1-6-1。

1. 胃残留率(%)=［(胃全重 – 胃净重)/半固体糊重］×100% (1-6-1)

2. 小肠推进率(%)=炭糊移动距离/幽盲全长 (1-6-2)

表 1-6-1 小鼠胃残留率及小肠推进率比较($\bar{x}\pm s$，n=10)

	胃残留率	小肠推进率
丁酸组		
谷氨酸组		
对照组		

【结果统计】

汇总全实验室结果，所得数据以均数±标准差表示。所有数据均用 SPSS 10.0 统计学软件进行处理，组间差异比较采用 t 检验，$P<0.05$ 认为有显著性差异。

【预期结果】

(1)丁酸组的平均胃残留率明显小于对照组，小肠推进率明显大于对照组。

(2)谷氨酸组的平均胃残留率明显小于对照组，小肠推进率明显大于对照组。

(3)谷氨酸组的平均胃残留率小于丁酸组，小肠推进率大于丁酸组。

【思考题】

影响胃肠排空的因素有哪些?

实验 2 奥美拉唑对抗利舍平引起的胃溃疡作用观察

【实验目的】

观察奥美拉唑对利舍平(又称利血平)引起的胃溃疡治疗效果。

【实验原理】

利舍平是肾上腺素能神经元阻断性抗高血压药。用药后交感神经系统的功能受到遏制，副交感神经系统的功能相对占优势，结果出现利舍平的副作用，引发溃疡，因此在本实验中引用利舍平制作小白鼠的胃溃疡模型。

奥美拉唑选择性地作用于胃黏膜壁细胞，抑制处于胃壁细胞顶端膜构成的分泌性微管和胞质内的管状泡上的 H^+-K^+-ATP 酶的活性，从而有效地抑制胃酸的分泌，起效迅速，适用于胃及十二指肠溃疡、反流性食管炎和胃泌素瘤。由于 H^+-K^+-ATP 酶是壁细胞泌酸的最后一个过程，故本品抑酸能力强大，有强而持久的抑制基础胃酸及食物、五肽胃酸泌素所致的胃酸分泌的作用。它不仅能非竞争性抑制促胃液素、组胺、胆碱及食物、刺激迷走神经等引起的胃酸分泌，而且能抑制不受胆碱或 H_2 受体阻断剂影响的部分基础胃酸分泌，对 H_2 受体拮抗剂不能抑制的由二丁基环腺苷酸(DcAMP)刺激引起的胃酸分泌也有强而持久的抑制作用。显效快，可逆，且无 H_2 受体拮抗剂诱发精神方面的副作用。本品对胃蛋白酶分泌也有抑制作用，对胃黏膜血流量改变不明显，也不影响体温、胃腔温度、动脉血压、静脉血红蛋白、动脉氧分压、二氧化碳分压及动脉血 pH。有强而持久的抑制基础胃酸及食物、五肽胃酸泌素所致的胃酸分泌的作用。用于胃及十二指肠溃疡、反流性或糜烂性食管炎、佐-埃二氏综合征等，对用 H_2 受体拮抗剂无效的胃和十二指肠溃疡也有效。本实验采用奥美拉唑抗利舍平引起的胃溃疡。

【实验动物】

小鼠。

【药品及器材】

奥美拉唑 10mg/kg、利舍平 1mg/ml、1%甲醛液、生理盐水。

解剖镜、注射器、天平、鼠笼、解剖器材。

【实验方法与步骤】

(1)取雌、雄各半体重相近的成年小鼠 40 只，随机分为 4 组，每组 10 只(第 1 组：空白对照组，第 2 组：奥美拉唑组，第 3 组：利舍平组，第 4 组：利舍平+奥美拉唑组)，禁食不禁水 24h。

(2)第 1、3、4 组小鼠腹腔注射利舍平注射液 0.1mg/10g，第 2 组小鼠腹腔注射生理盐水 0.1mg/10g，24h 后对第 2、4 组小鼠腹腔注射奥美拉唑 10mg/kg，第 1、3 组小鼠腹腔注射生理盐水 0.1mg/10g。

【观察项目】

(1)12h 后取出，颈椎脱位处死。打开腹腔，结扎贲门和幽门并经胃壁向胃腔内注入 1%甲醛液 2ml，将胃取出浸入 1%甲醛液中，30min 后沿胃大弯剖开，解剖显微镜下计数胃部出现的溃疡点数目并计算溃疡指数。

(2)按式(1-6-3)计算各组溃疡指数

$$溃疡指数(mm^2) = 溃疡的最大长径 \times 最大宽径 \qquad (1\text{-}6\text{-}3)$$

【结果计算与记录】

在表 1-6-2 中记录各组小鼠胃部出现的溃疡点数目及溃疡指数。

表 1-6-2 各组小鼠溃疡指数($\bar{x}\pm s$，n=10)

组别	例数(只)	药物	剂量(ml)	药物	剂量(ml)	溃疡点数目(个)	溃疡指数(mm^2)
1							
2							
3							
4							

【结果统计】

汇总全实验室结果，所得数据以均数±标准差表示。所有数据均用 SPSS 10.0 统计学软件进行处理，组间差异比较采用 t 检验，$P < 0.05$ 认为有显著性差异。

【注意事项】

(1)实验时 4 组小白鼠注射药液时间应接近，即实验应快速完成。

(2)实验应选用健康，无怀孕，体重相近的雌、雄各半。

(3)各项实验用的注射器及针头应注意区分，以免污染影响实验结果。

(4) 药物注射剂量要准确。

【预期结果】

1. 第 1 组 可见少量胃部溃疡点。

2. 第 2 组 可见少量胃部溃疡点，溃疡指数与第 1 组比较无明显差异。

3. 第 3 组 胃部溃疡点数目较第 1 组和第 2 组明显增多，溃疡指数明显增加。

4. 第 4 组 胃部溃疡点数目较第 3 组明显减少，溃疡指数明显降低。

【思考题】

(1) 消化性溃疡的治疗原则是什么?

(2) 奥美拉唑抗消化性溃疡的作用机制是什么?

实验 3　M 胆碱受体激动药和阻断药对大鼠离体空肠的作用

【实验目的】

(1) 通过离体器官实验，观察药物对 M 胆碱受体的激动作用和竞争性拮抗作用。

(2) 加深理解受体的亲和力、内在活性概念以及受体动力学参数 K_D、pD_2、E_{max} 及 pA_2 的计算和意义。

【实验原理】

M 胆碱受体激动药卡巴胆碱能剂量依赖性地激动肠管平滑肌上的 M 胆碱胆碱受体，产生平滑肌收缩效应，M 胆碱受体阻断药阿托品可竞争性拮抗卡巴胆碱对 M 胆碱受体的激动作用。通过累积剂量效应曲线，以及曲线直线化方法，可求得受体动力学常用参数。

【实验动物】

雄性大白鼠，体重 300g 左右。

【药品与器材】

不同浓度卡巴胆碱 (10^{-6}mol/L、10^{-5}mol/L、10^{-4}mol/L、10^{-3}mol/L、10^{-2}mol/L)、3×10^{-7}mol/L 阿托品、Kreb′s 液 (NaCl 6.6g、无水 $CaCl_2$ 0.28g、KCl 0.35g、$MgSO_4 \cdot 7H_2O$ 0.294g、KH_2PO_4 0.162g、$NaHCO_3$ 2.1g、葡萄糖 2.0g，加蒸馏水至 1000ml)。

离体器官浴池及恒温装置、BL-420 生物机能信号系统、混合气体 (95%O_2 + 5%CO_2)、负荷 500mg、加液器、培养皿、缝针、线、眼科镊子、剪刀。

【实验方法与步骤】

1. 离体肠肌的制备 猛击大白鼠头部致昏迷，立即剖开腹腔，自胃向下约 20cm 处开始剪取空肠一段，迅速置于 Krebs 液中。小心修去肠系膜，用吸管吸取 Krebs 液缓慢冲洗肠内容物；将空肠段分割成 2cm 的小段备用，然后用缝针在肠段两端各穿一根线，固定肠肌。

2. 实验装置 将制成的标本一端固定于通气钩上，另一端连接于肌力换能器 BL-420 系统，浴池内放 20ml Krebs 液，加 500mg 负荷，恒温 37±1℃，浴池内持续通入 95% O_2 与 5% CO_2 的混合气体。

3. 累积剂量-效应曲线的制作

(1) 实验装置完毕以后，启动电脑，进入 BL-420 生物信号采集与处理软件主界面，在菜单栏选择“实验项目→消化实验→消化道平滑肌生理特性”实验模块。

(2)描记肠肌收缩曲线，待收缩基线平稳后，按下表 1-6-3 次序在浴池中加入预先配好的不同浓度的卡巴胆碱。

随药液的依次加入，浴池内药物浓度不断提高。每加入一个剂量后，约经数秒钟肠肌的收缩达高峰。应在高峰未下降前，迅速加入下一个剂量。当反应到一定高峰，再递增剂量，效应不再增加，此时的效应为最大效应。

4. 阿托品拮抗卡巴胆碱的剂量—效应曲线的制作　放去浴池中的液体，用 Krebs 液冲洗 3 次，以后每隔 10min 冲洗 1 次，共冲洗 3 次，再加入 Krebs 液至 20ml。待收缩基线平稳后，加入阿托品 10^{-7}mol/L 0.6ml(实际浓度 3×10^{-9}mol/L)，孵育 15min，再“方法 3”依次加入不同浓度的氨甲酰胆碱，便可得到有拮抗剂时氨甲酰胆碱的累积剂量效应曲线，此时拮抗剂(阿托品)摩尔浓度的负对数即 pA_x。

表 1-6-3　累积剂量法加药顺序

累加次序	药液浓度(mol/L)	药液的毫升数(ml)	每升中累积剂量(μmol)
1	10^{-6}	0.2	0.01
2	10^{-6}	0.4	0.03
3	10^{-5}	0.14	0.1
4	10^{-5}	0.4	0.3
5	10^{-4}	0.14	1
6	10^{-4}	0.4	3
7	10^{-3}	0.14	10
8	10^{-3}	0.4	30
9	10^{-2}	0.14	100
10	10^{-2}	0.4	300

【结果统计】

1. 绘制累积剂量效应曲线　取方格纸，以肠肌收缩幅度(*mv*)作为纵坐标即效应(*E*)，以药物对数浓度(lg *C*)为横坐标，绘制量效曲线。

K_D 值即达到 50%最大效应时，在横坐标上所对应的药物浓度。

药物的最大效应(E_{max})即曲线的高度。当比较同类药物的 E_{max} 时，即比较曲线的高度(肠肌收缩最大幅度)。

2. 直线回归(LR)计算参数　为了正确求得各参数，必须将曲线直线化。可按 D/R 式(改良 Lineweaver-Burk 式)使剂量效应曲线直线化，见式(1-6-4)。

$$\underset{(y)}{\frac{[D]}{E}}=\underset{(a)}{\frac{[K_D]}{E_{\max}}}+\underset{(b)}{\frac{1}{E_{\max}}}\underset{(x)}{[D]} \tag{1-6-4}$$

式(1-6-4)中：*D* 为药物剂量(浓度)，*E* 为某一剂量的效应，K_D 为药物的解离常数，E_{max} 为药物的最大效应。

以[*D*]/*E* 为纵坐标，[*D*]为横坐标进行直线回归，直线截距如式(1-6-5)，直线斜率如式(1-6-6)，直线截距与直线斜率之比即为 K_D 如式(1-6-7)，E_{max} 在数值上等于斜率的倒数，如式(1-6-8)。

$$截距a=\frac{K_D}{E_{max}} \tag{1-6-5}$$

$$斜率b=\frac{1}{E_{max}} \tag{1-6-6}$$

$$\frac{a}{b}=\frac{K_D}{E_{max}}\times E_{max}=K_D \tag{1-6-7}$$

按直线公式 $y=a+bx$，则$-\lg K_D$ 即 pD_2。

（K_D在数值等于 $E=E_{max}$时的药物浓度[D]，详见附。）

$$E_{max}=\frac{1}{b} \tag{1-6-8}$$

【注意事项】

(1)悬挂肠管时，不要过度牵拉肠管，肠管及连线勿紧贴浴管壁。

(2)加药时不要将药液滴在连线上，应直接滴在液面上。

(3)水浴箱应保持在 37±1℃，浴池内营养液的容积在洗涤标本前后要保持一致。

(4)为了正确地制作累积剂量反应曲线，应在对某剂量的反应到最大后立即给予下一个剂量，但若前一个剂量达到最大反应后慢慢观察再加下一个剂量，则反应曲线难予累积，故可稍微提前一点加入下一个剂量。

【预期结果】

(1)卡巴胆碱剂量依赖性地激动肠管平滑肌上的 M 胆碱胆碱受体，使平滑肌收缩。

(2)阿托品可竞争性拮抗卡巴胆碱对 M 胆碱受体的激动作用。

【思考题】

(1)与整体实验比较，离体实验有何优点？

(2)简述量效曲线的特征以及受体动力学参数 K_D、pD_2、E_{max}、pA_2的意义。

附：K_D、pD_2、E_{max}和 pA_2的意义

1. K_D值与效价强度(potency)　药物与受体结合的能力为亲和力(affinity)，常以 $1/K_D$代表。K_D为药物受体相互作用当反应达到平衡时的解离常数，K_D也是使 50%受体成结合受体的药物浓度，K_D值越大，则药物和受体的亲和力越小。药物和受体结合后，通过一系列生化反应最后产生效应(如肠肌收缩)；达到一定效应的相应剂量称为药物作用的效价强度。药物受体结合，所产生的效应和剂量呈线性关系时，其 K_D值即 1/2 E_{max}时的药物浓度[D]，亦即效价强度。

2. pD_2　为激动剂产生最大反应的 50%(1/2 E_{max})的摩尔浓度负对数，即 K_D的负对数，所以 $pD_2=-\text{Log}K_D$。pD_2代表激动剂的亲和力。

3. 最大效应(E_{max})和内在活性　E_{max}可代表药物的内在活性或效能(efficacy)，不同药物作用于同一受体，即使加大剂量，其 E_{max}值大小不同，可比较其内在活性(α)大小，完全激动剂 $\alpha=1$，部分激动剂 $0<\alpha<1$，而竞争性拮抗剂 $\alpha=0$。

4. pA_2　为拮抗指数，代表竞争性拮抗剂对其受体的亲和力，pA_2值越大，拮抗效力越大，与 pD_2的含义相似，P 是指数之意，A 是拮抗剂(antagonist)的首字母。由于拮抗剂本

身无效应力，故无法直接求拮抗剂的解离常数 K_A，必须借助于激动剂显示其效力大小。pA_2 值是使激动剂量效曲线平行右移 2 倍时，所需竞争性拮抗剂的摩尔浓度的负对数(平行右移 2 倍意即在用拮抗剂后，产生同样反应所需激动剂的剂量比例为 2)。

pA_x 反映拮抗药的拮抗效能，为拮抗剂摩尔浓度的负对数，表示在[B]浓度的拮抗药存在时，激动剂需要加大 X 倍浓度才能达到未加拮抗药的效应，也即用拮抗剂后与用拮抗剂前 K_D 之比

pA_x 与 pA_2 的关系如式(1-6-9)。

$$pA_2 = pA_x + \lg(x^{-1}) \qquad (1\text{-}6\text{-}9)$$

第七章　泌尿系统实验

实验 1　影响尿生成的因素和肾缺血再灌注损伤

【实验目的】

(1) 强化颈动、静脉，输尿管插管技术和家兔肾缺血再灌注损伤模型的复制方法。

(2) 加深理解尿生成的机制及肾排泄功能的重要意义。

(3) 了解缺血再灌注损伤的机制及其基本实验方法。

【实验原理】

肾是机体主要的排泄器官之一，探究影响肾泌尿功能的因素有助于利尿药等干预肾脏功能药物的研发；肾缺血再灌注损伤是临床上常见的病理过程，在肾脏手术、肾移植和体外震波碎石等过程中，均可发生不同程度的再灌注损伤，它是急性肾衰竭最常见的原因，因此探究肾的缺血再灌注这一病理现象具有重要意义。肾缺血再灌注时，内生肌酐清除率 (Ccr) 明显降低，肾功能受损。本实验通过复制肾脏缺血再灌注损伤的模型，对肾脏缺血再灌注损伤后血肌酐和尿肌酐的含量，以及内生肌酐清除率 (Ccr) 进行测定，来探究肾脏的缺血再灌注损伤。

【实验动物】

家兔。

【药品与器材】

25%氨基甲酸乙酯、0.2%肝素、生理盐水、20%葡萄糖溶液、蒸馏水、呋塞米、肌酐测定试剂 (含试剂一、试剂三、试剂四)。

BL-420 生物机能信号系统、家兔手术台、哺乳动物手术器械、动脉、静脉及输尿管插管、压力换能器、三通管、注射器、兔绳、纱布、剪刀、分光光度计、恒温水浴箱、试管、微量加样枪带枪头、称重秤。

【实验方法与步骤】

1. 准备工作

(1) 麻醉：家兔称重后，由耳缘静脉缓慢注射 25%氨基甲酸乙酯溶液进行全身麻醉 (按 4ml/kg)。

(2) 固定：将家兔仰卧位固定于兔台上，剪去颈部正中的毛，以备颈部手术切口。

(3) 气管分离术：麻醉后，用手术刀沿正中线，从甲状软骨处向下至胸骨上缘 5～6cm 做纵向切口，用小号弯钳向下分离。分开颈部正中的肌群后即可看到气管。分离气管并在下面穿一根粗丝线，插管结扎时用。

(4) 颈总动脉分离术：颈总动脉位于气管两侧，分离出气管后，在其两侧可见到搏动着的颈总动脉，用眼科镊或小弯钳细心分离出左侧的颈总动脉 (游离长度需 3 ~ 4cm)，在下面穿细线两根备用。若有颈总动脉的分支，应将分支两端结扎，在其中间剪断。

(5)颈外静脉分离术：颈外静脉表浅，位于颈部皮下。用手将右侧切口处外翻，将组织轻轻顶起，在胸锁乳突肌外缘，可见到粗大、呈暗紫色的颈外静脉。沿其走向，将右颈外静脉分离出 3～4cm，穿 2 根线备用。

(6)气管插管术：在甲状软骨下端 0.5～1cm 处，用组织剪沿两个软骨环的间隙剪一约达气管口径一半以上的横切口，再向头侧剪断 2 个气管软骨，使切口呈 “⊥” 形，向下端方向插入气管插管，结扎、固定(为防滑脱，应再将线固定在插管分叉处)。

(7)颈总动脉插管术：目的在于测量血压。

1)插管前：①先将动脉套管通过压力传感器输入到 BL-420 系统面板 1 通道。打开 BL-420 生物信号显示与处理软件，在菜单栏选择“实验项目→循环实验→兔动脉血压的调节”实验模块，以记录血压。②加压，使导管及动脉套管内充满抗凝液，同时排除管内气泡，并将基础压打到 100mmHg 的水平。

2)插管并记录血压的变化：用动脉夹夹住左颈总动脉近心端，结扎其远心端，两端间距需 3cm 左右。用左手小拇指或用眼科镊的柄垫起这段游离的动脉，用眼科剪在靠近头端结扎处剪一 “V” 形小口，将充满抗凝液体的动脉套管头端向心方向插入动脉内，用备好的细线结扎固定，为防止插头滑出，应将结扎线再固定于套管的侧管上。小心打开动脉夹，即可见血液冲进动脉套管。此时即可通过 BL-420 生物信号显示与处理软件记录血压的变化。

(8)颈外静脉插管术：用于注射药液、输血输液。

将静脉周围的结缔组织分离后，用动脉夹夹住游离段的近心端，结扎其远心端，用眼科剪在靠结扎线处剪一小口(约为管径的 1/3 或 1/2)，插入与输液装置相连的，充满肝素溶液的塑料导管，进入 3～4cm，结扎固定，打开动脉夹即可注药或输液。(注药或输液前应先排除输液管道中的气泡)。为防止发生凝血可慢速滴入生理盐水 5～10 滴/分，只要维持输液通畅即可。

(9)家兔耻骨下联合备皮后沿前正中线剪开皮肤，找到输尿管并进行输尿管插管并用有刻度的试管收集尿液。

2. 研究尿生成过程影响因素　静脉推注 37℃，30ml 生理盐水，用有刻度的试管收集尿液并计算注射后每分钟尿量(ml/min)；一段时间后静脉输入 37℃，10ml 20%葡萄糖溶液，用有刻度的试管收集尿液并计算注射后每分钟尿量。收集的尿液待测尿肌酐含量。

3. 肾缺血再灌注损伤的实验　将家兔换成右侧卧位，游离左肾动脉，用动脉夹夹闭，并观测平均动脉压和尿量变化，夹闭 30min 后观测平均动脉压和尿量变化。松开动脉夹，再灌注，同时静脉输入 49ml 生理盐水加 1ml 呋塞米，再灌注 30min 后取尿测定尿肌酐浓度，记录平均动脉压和尿量变化，收集尿液待测尿肌酐含量。

4. 尿肌酐测定方法

(1)取样：取尿液 10μl 与 2ml 蒸馏水按 1∶200 比例稀释。

(2)加样：见表 1-7-1。

表 1-7-1　尿肌酐测定加样量表

加样(ml)	标准管	测定管	空白管
测试样品上清	0	1.6	0
试剂一(Cr 标准品)	1.6	0	0
蒸馏水	0	0	1.6
试剂三	0.5	0.5	0.5
试剂四	0.5	0.5	0.5

(3)测定：37℃ 10min 水浴，以蒸馏水调零，测 510 nm 处测定光密度 OD_{510} 值。

(4)计算

1)尿肌酐(mmol/L) = (测定管 OD–空白管 OD)/(标准管 OD–空白管 OD)×标准品浓度×201。

2)内生肌酐清除率 Ccr =尿肌酐浓度/血肌酐浓度×尿量(ml/min)。

(5)参考值：血肌酐浓度，正常 152.3μmol/L；30min 为 175.6μmol/L；标准品浓度为 10μmol/L。

【结果记录及计算】

1. 记录家兔血压的变化　在表 1-7-2 中记录输尿管插管后、输入生理盐水后、输入 20%葡萄糖后、夹闭左肾动脉即刻、夹闭左肾动脉 30min 后及输注并再灌注 30min 后家兔动脉血压(收缩压、舒张压及平均动脉压)。

表 1-7-2　肾缺血再灌注损伤时家兔血压的变化

	输尿管插管后	输入生理盐水后	输入 20%葡萄糖后	夹闭左肾动脉即刻	夹闭左肾动脉 30min 后	输注并再灌注 30min 后
收缩压						
舒张压						
平均动脉压						

2. 记录家兔尿量的变化　在表 1-7-3 中记录输尿管插管后、输入生理盐水后、输入 20%葡萄糖后、夹闭左肾动脉即刻、夹闭左肾动脉 30min 后及输注并再灌注 30min 后家兔尿量。

表 1-7-3　肾缺血再灌注损伤时家兔尿量的变化

	输尿管插管后	输入生理盐水后	输入 20%葡萄糖后	夹闭左肾动脉即刻	夹闭左肾动脉 30min 后	输注并再灌注 30min 后
尿量(ml/min)						

3. 测定家兔尿肌酐测定管 OD 值　在表 1-7-4 中记录测定输尿管插管后、输入 30ml 生理盐水后、输入 10ml 20%葡萄糖后及注射盐水和速尿，并再灌注 30min 后，尿肌酐测定管 OD 值。

表 1-7-4　肾缺血再灌注损伤时家兔尿肌酐的变化

	输尿管插管后	输入生理盐水后	输入 20%葡萄糖后	输注并再灌注 30min 后
尿肌酐测定管 OD 值				

4. 计算家兔尿肌酐浓度　计算并在表 1-7-5 中记录输尿管插管后、输入 30ml 盐水、输入 10ml 20%葡萄糖后及注射盐水和速尿并再灌注 30min 后，家兔尿肌酐的变化。

表 1-7-5　肾缺血再灌注损伤时家兔尿肌酐浓度的变化

	输尿管插管后	输入生理盐水后	输入 20%葡萄糖后	输注并再灌注 30min 后
尿肌酐浓度（μmol/L）				

5. 计算家兔内生肌酐清除率　计算并在表 1-7-6 中记录正常时和缺血再灌注后内生肌酐清除率。

表 1-7-6　肾缺血再灌注损伤时家兔内生肌酐清除率的变化

	正常	缺血再灌注后
Ccr（ml/min）		

【预期结果】

(1)补充 37℃的生理盐水和 20%的高渗葡萄糖尿生成量增加。

(2)缺血再灌注后尿肌酐浓度降低，内生肌酐清除率(Ccr)降低。

【思考题】

(1)影响尿生成的因素有哪些?

(2)缺血再灌注损伤对肾排泄能力及肾脏功能有何影响?

实验 2　肾脏对葡萄糖重吸收功能的测定

【实验目的】

(1)研究肾对葡萄糖的重吸收。

(2)熟悉恒压灌流机制。

【实验原理】

近端小管上皮细胞顶端膜上有 Na^+-葡萄糖同向转运机制，小管液中的钠与葡萄糖与转运体结合后，被转运入细胞内。当小管液中钠离子浓度降低或上皮细胞顶端膜两侧钠离子浓度差减小时，同向转运体无法正常运转，使葡萄糖重吸收能力降低，导致尿糖。

尿糖试纸的原理：

根据尿中含糖量的多少，试纸呈现出深浅度不同的颜色。

蓝色：尿中无糖，代表阴性结果(–)；

绿色：为一个加号(+)，说明尿中含糖 0.3～0.5g%。

黄绿色：为两个加号(++)，尿中含糖 0.5～1.0g%。

橘黄色：为三个加号(+++)，尿中含糖 1～2g%。

砖红色：为四个加号(++++)或以上，尿中含糖 2g%以上。

糖尿病肾病是糖尿病最严重的微血管并发症之一。由于糖尿病肾病造成肾衰竭者比非糖尿病者高 17 倍，糖尿病肾病是引起糖尿病患者死亡的主要原因之一。

基于糖尿病肾病时会出现尿糖，希望通过本次研究肾对单糖的重吸收作用，加强肾对单糖的重吸收作用，以协助治疗糖尿病。

通常情况下糖尿病患者的尿糖检查呈阳性。有些正常人之所以尿糖呈阳性，主要是由于肾糖阈的变化而引起的。肾脏滤出尿糖量增多或减少，以及肾脏对尿糖的重吸收量的增多或减少都可导致人体肾糖阈的增高或降低。为此，我们着意于研究葡萄糖重吸收的机制。

【实验对象】

大白鼠离体肾脏。

【药品与器材】

乙醚、林格液、生理盐水、葡萄糖、洋地黄、尿糖试纸。

鼠手术器械 1 套、恒压灌流装置、低温操作台。

【实验方法与步骤】

(1)标本制备。

1)用乙醚麻醉动物，取俯卧位，背部剪毛，在胸腰椎交界处剪开皮肤。

2)分离肾动脉(通常将肠系膜上动脉一并游离)、肾静脉和输尿管，分别插管。

3)游离肾后，置于低温操作台，缝合皮肤。

(2)自肾动脉灌注林格液，同时引流肾静脉。大多数情况下，流出液经处理后(如使氧再饱和等)再循环灌注入肾动脉，灌注压保持恒定。

(3)输尿管插管以收集尿液，进行尿液成分测定。

【观察项目与结果记录】

(1)按表 1-7-7 灌注林格液-萄糖液，检测并记录大鼠尿葡萄糖的含量。

表 1-7-7　不同含量的葡萄糖灌注液对大鼠尿葡萄糖含量的影响

灌注液葡萄糖含量(mg/dl)	80	85	90	95	100	105	110	115	……
尿糖试纸									

(2)灌注葡萄糖溶液(等于肾糖阈)，测量肾静脉、输尿管内尿葡萄糖的含量。

(3)灌注盐水-葡萄糖溶液(等于肾糖阈)，测量肾静脉、输尿管内尿葡萄糖的含量。

(4)灌注盐水-葡萄糖溶液(等于肾糖阈)，并注入毛地黄(钠泵抑制剂)，测量肾静脉、输尿管内尿葡萄糖的含量。之后，灌注林格液清洗肾脏。

(5)灌注盐水-葡萄糖溶液(大于肾糖阈)，按表 1-7-8 逐渐降低灌注液内钠离子含量，测量输尿管内葡萄糖含量。

表 1-7-8　不同含量的 Na^+浓度对大鼠尿葡萄糖含量的影响

Na^+浓度(mmol/L)	160	155	150	145	140	135	130	125	120	……
尿糖试纸										

【预期结果】

(1)只灌注葡萄糖溶液时，输尿管中尿液的尿糖试纸反应呈阳性。

(2)灌注盐水-葡萄糖溶液(等于肾糖阈)，输尿管中尿液的尿糖试纸反应呈阴性。

注：两栖类动物器官所用的 Ringer’ s solution 称为任氏液，哺乳动物人体静脉输注的称为林格液，配方不同。

(3)灌注盐水-葡萄糖溶液(等于肾糖阈)，并注入洋地黄后，输尿管中尿液的尿糖试纸反应呈阳性。

(4)随钠离子浓度逐渐降低，输尿管中尿液的尿糖试纸反应开始呈阳性，且阳性反应逐渐增大。

【思考题】

影响肾糖阈的因素有哪些?

实验3　肾 肾 反 射

【实验目的】

(1)观察肾的传入神经对肾活动的影响，以及肾的机械感受器和化学感受器的作用。

(2)学习肾脏输尿管插管的方法。

【实验原理】

一侧肾的传入神经纤维可以诱发下丘脑外侧部和室旁核的神经元放电，也可以在脊髓水平影响另一侧肾神经的放电。总的结果为一侧肾的传入神经活动能紧张性的抑制对侧肾交感神经的活动。肾脏内的机械感受器和化学感受器的传入神经行走于肾神经内，进入中枢。因此刺激一侧肾脏的传入神经纤维或者肾脏的机械感受器或化学感受器，可反射性地改变同侧或对侧肾交感神经的活动，从而改变肾脏的功能。通过本实验，可以研究肾移植后对供肾者的肾功能是否有影响。

【实验动物】

家兔。

【药品与器材】

25%氨基甲酸乙酯。

家兔解剖手术器械一套、输尿管插管、兔手术台、注射器、尿液记滴器、生理盐水、台秤。

【实验方法与步骤】

1. 麻醉　家兔称重后，由耳缘静脉缓慢注射 25%氨基甲酸乙酯溶液进行全身麻醉(按4ml/kg)。

2. 固定　将家兔仰卧位固定于兔台上，剪去下腹部正中的毛，以备下腹部手术切口。

3. 手术　从耻骨联合向上沿正中线做约 7cm 长的切口，再沿腹部打开腹腔，用手触及有波动感的袋状膀胱，沿膀胱找到并分离两侧输尿管，在靠近膀胱处穿线结扎；在离此结扎处 2cm 的输尿管下方穿线，在管壁向上剪一斜口，再向肾脏方向插入充满生理盐水的塑料插管，结扎固定。导管另一端连至记滴器。手术完毕后，用 38℃的生理盐水纱布覆盖手术部位(图 1-7-1)。

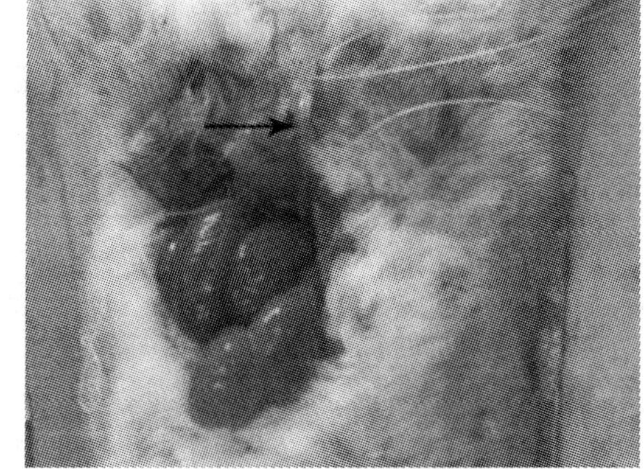

图 1-7-1　输尿管插管

箭头所指为输尿管插管

4. 记录尿量 将记滴器连至计算机。

【观察项目】

(1)记录正常尿量。

(2)升高一侧输尿管内压力，观察对侧肾的排水变化。

(3)用生理盐水逆行灌流一侧肾肾盂，观察对侧肾的排水变化。

(4)切除一侧肾神经，观察两侧肾的排水变化。

(5)升高剪断肾神经的那一侧输尿管内压力，观察对侧肾的排水变化。

(6)用生理盐水逆行灌流剪断肾神经一侧肾的肾盂，观察对侧肾的排水变化。

【结果记录】

在表 1-7-9 中记录各项目观察结果。

表 1-7-9 肾反射对尿液生成的调节

项目	尿量(ml)	
	同侧肾	对侧肾
正常		
机械刺激		
化学刺激		
剪断一侧肾神经		
再给机械刺激		
再给化学刺激		

【预期结果】

(1)升高一侧输尿管压力，可导致对侧肾排水增加。

(2)用生理盐水逆行灌流一侧肾的肾盂，对侧肾排水增加。

(3)切除一侧肾神经，同侧肾排水增加，对侧肾排水减少。

(4)升高剪断的那一侧输尿管内压力，对侧肾排水不变。

(5)用生理盐水逆行灌流一侧肾的肾盂，对侧肾排水不变。

【思考题】

肾移植后对个体肾调节活动有何影响？

实验 4 肾血流量自身调节机制的探讨

【实验目的】

(1)探讨肾血流量的自身调节机制。

(2)学习去神经离体肾灌注技术。

(3)了解肾脏的微穿刺技术。

【实验原理】

肾血流量的自身调节，是指在没有外来神经支配的情况下、肾血流量在动脉血压一定变动范围内能保持恒定的现象。安静状态下、当肾动脉的灌注压在 80～140mmHg(1mmHg=0.133kPa)变化时，肾血流量能保持稳定、离体条件下亦然。目前关于肾血流量自身调节的机制主要有肌源性学说和管-球反馈两种。两种学说都认为肾血流量的自身调控是通过肾小球的入球小动脉的收缩所致，但是前者认为是血管平滑肌细胞受扩张刺激收缩而引起。而后者则认为血管的收缩是由产生于致密斑的某种物质促成的。本实验就是通过不同的实验项目来探讨这两种机制。实验中肾血流量测定常用对氨基马尿酸法。其原理是对氨基马尿酸(PHA)注入离体肾后，当其血中浓度低于 300mg/L 时，肾中就有 90% PAH 从尿中排泄。因此 PHA 清除率的值可代表有效肾血浆流量，通过测定此值即可计算肾血浆流量、再据此可算出肾血流量。

【实验对象】

健康成年家兔的离体肾脏。

【药品与器材】

25%氨基甲酸乙酯、林格液、20%普鲁卡因溶液、甘露醇溶液等渗的硫酸钠溶液、氯化胆碱溶液、酚妥拉明、0.5%肝素、对氨基马尿酸。

哺乳动物手术器械一套、兔手术台、台秤、恒压灌流装置、动脉插管、尿道插管。

【实验方法与步骤】

1. 实验前准备　溶液配制：林格液(配法：氯化钠 9g、氯化钾 0.2g、氯化钙 0.24g、碳酸氢钠 0.2g、蒸馏 1000ml)。

2. 离体肾标本制备

(1)麻醉:取家兔称重后,由耳缘静脉缓慢注射25%氨基甲酸乙酯溶液进行全身麻醉(按4ml/kg)。

(2)固定：将家兔仰卧位固定于兔台上，剪去下腹正中的毛，以备下腹部手术切口。

(3)自剑突向耻骨联合做纵向切口、切开腹壁、暴露左肾、分离肠系膜动脉、左肾动脉、腹主动脉、左肾静脉及输尿管、从阴茎静脉推注 1ml 肝素(500U/kg)和甘露醇(1g/kg)、使全身肝素化和渗透利尿。

(4)10min 后进行输尿管插管、然后沿肠系膜动脉将导管插入肾动脉、结扎固定导管。

(5)用预温至 37℃灌流液原位灌流、游离灌流肾及输尿管、置于 37℃生理盐水清洗残血，然后悬于盛有灌流液的 37℃恒温浴槽里持续灌流。

【观察项目】

1. 灌注林格液　从肾动脉注入新配制的林格液、调节贮液瓶高度、使灌流瓶内液平面分别是 80、100、120、140、160、180、200、220cm、观察肾血流量的变化、绘制正常压力范围内压力-肾血流量曲线。

2. 灌注普鲁卡因溶液　向入球小动脉注入高浓度的普鲁卡因溶液，调节贮液瓶高度，使灌流瓶内液平面分别是 80cm、100cm、120cm、140cm、160cm、180cm、200cm、220cm，观察并记录肾血流量的变化情况。

3. 观察致密斑感受器的特点　根据《人体生理学》的记载已有人用微穿刺技术证明致密斑是感受器。(至于是压力还是化学感受器在下面的项目中予以证明)。

(1)甘露醇代替氯化钠：先灌注林格液作对比，用甘露醇代替林格液里的 Nacl 灌注、使灌流瓶内液平面维持在 140cm，观察并记录灌注前后肾血流量的变化。

(2)灌注等渗的硫酸钠溶液：先灌注林格液作对比，使灌流瓶内液平面维持在 140cm、用等渗的硫酸钠代替林格液进行灌注，观察并记录灌注前后肾血流量的变化。

(3)灌注等渗的氯化胆碱：先灌注林格液作对比，使灌流瓶内液平面维持在 140cm、用等渗的氯化胆碱溶液代替林格液灌注，观察并记录灌注前后肾血流量的变化。

（4）改变林格液的浓度：先灌注正常浓度的林格液作对比，使灌流瓶内液平面维持在140cm，改变林格液的浓度后再进行灌注，观察并记录灌注前后肾血流量的变化。

4. 灌注甘露醇　用甘露醇代替林格液灌注、调节贮液瓶高度、使灌流瓶内液平面分别是80cm、100cm、120cm、140cm、160cm、180cm、200cm、220cm，观察并记录肾血流量的变化情况。

【结果记录】

（1）绘制肾自身调节曲线，即血压-肾血流量曲线，并在表1-7-10中记录正常情况下肾血流量随肾血压的变化。

表 1-7-10　正常情况下肾血流量随肾血压的变化

肾血压（cmH_2O）	80	100	120	140	160	180	200	220
肾血流量								

注：$1cmH_2O$=0.098kPa

（2）在表1-7-11中记录灌注普鲁卡因溶液后肾血流量随肾血压的变化。

表 1-7-11　灌注普鲁卡因溶液后肾血流量随肾血压的变化

肾血压（cmH_2O）	80	100	120	140	160	180	200	220
肾血流量								

注：$1cmH_2O$=0.098kPa

（3）在表1-7-12中记录肾血压不变时，改变灌注液条件对肾血流量的影响。

表 1-7-12　肾血压不变时，改变灌注液条件对肾血流量的影响

实验项目（肾血压 ＝140cmH_2O）	肾血流量变化
正常	
甘露醇代替氯化钠	
等渗的硫酸钠溶液	
等渗的氯化胆碱	
增加林格液的浓度	

注：$1cmH_2O$=0.098kPa

（4）在表1-7-13中记录用甘露醇代替林格液灌注后肾血流量随肾血压的变化

表 1-7-13　用甘露醇代替林格氏液灌注后肾血流量随肾血压的变化

肾血压（cmH_2O）	80	100	120	140	160	180	200	220
肾血流量								

注：$1cmH_2O$=0.098kPa

【注意事项】

手术操作需轻柔，勿损伤输尿管。

【预期结果】

(1)正常情况下肾血流量随肾血压的增加而逐渐增加。

(2)灌注普鲁卡因溶液后肾血流量随肾血压的增加变化不大。

(3)增加林格液浓度可使肾血流量增加。

(4)用甘露醇代替林格液灌注后，肾血流量随肾血压的增加而逐渐增加。

【思考题】

(1)决定肾血流的因素主要有哪些?

(2)正常情况和紧急情况下 肾血流量是如何进行调节的？各有何意义?

实验 5　家兔急性肾小管坏死实验

【目的要求】

(1)复制急性中毒性肾衰竭的动物模型。

(2)观察汞中毒家兔的一般状态，尿液的变化，测定酚红及血清尿素氮、血清钾水平以了解肾功能情况，并观察肾脏的形态改变。

(3)加深理解急性肾衰竭的病因、发病机制和功能代谢变化。

【实验原理】

采用重金属类肾毒物 $HgCl_2$，造成家兔急性肾小管坏死。

【实验动物】

家兔，体重 1.5～2.0kg。

【药品与器材】

1% $HgCl_2$ 溶液、25%氨基甲酸乙酯、生理盐水、0.6%酚红溶液、50%葡萄糖液，尿素氮标准应用液Ⅰ(1ml = 0.025 mg 氮、二乙酰-肟-硫氨脲(DAM-TSC)液、酸混合液、5%乙酸溶液、尿素氮标准应用液Ⅱ(1ml = 0.005mg 氮)。

兔手术台、i-STAT 血气分析仪、721 型分光光度计、ATC-1E 型屈折度计(尿比重检测计)、离心机、显微镜、水浴锅、电子秤、手术器械一套、动脉插管 1 根、输尿管塑料插管、微量移液器(50μl、200μl、1000μl)、注射器、5ml 刻度吸管、洗耳球、滴管、玻片、玻璃试管、试管夹、试管架、酒精灯。

【实验方法与步骤】

1. 家兔急性中毒性的制备　实验分为两组家兔，一组为正常对照组，一组为肾中毒实验组。于实验前一天，家兔称重后，按剂量 1.2ml/kg，皮下或肌内注射一次氯化高汞($HgCl_2$)，造成急性中毒性肾小管坏死病理模型。对照组家兔则在相同部位注射同量的生理盐水。

注意:

(1)此步骤由实验技术人员在实验课前一天完成操作，但同学须掌握造病方法。

(2)实验课时，学生各分组中，有一组用对照组动物进行实验，其结果应提供其他小组使用来进行对照分析；对照组的分组学生也可使其他任何一组的造病动物来源的实验资料，进行分析。

2. 颈动脉插管术与血样本的制备

(1)麻醉：家兔称重后，由耳缘静脉缓慢注射 25%氨基甲酸乙酯溶液进行全身麻醉(按 4ml/kg)。

(2) 固定：将家兔仰卧位固定于兔台上，剪去颈部正中的毛，以备颈部手术切口。

(3) 气管分离术：麻醉后，用手术刀沿正中线，从甲状软骨处向下至胸骨上缘 5～6cm 做纵向切口，用小号弯钳向下分离。分开颈部正中的肌群后即可看到气管。分离气管并在下面穿一根粗丝线，备插管结扎时用。

(4) 颈总动脉分离术：颈总动脉位于气管两侧，分离出气管后，在其两侧可见到搏动的颈总动脉，用眼科镊或小弯钳细心分离出左侧的颈总动脉(游离长度需 3 ~ 4cm)，在下面穿细线两根备用。若有颈总动脉的分支，应将分支两端结扎，在其中间剪断。

(5) 颈总动脉插管术：颈总动脉插管的目的在于放血。

用动脉夹夹住左颈总动脉近心端，结扎其远心端，两端间距需 3cm 左右。用左手小拇指或用眼科镊的柄垫起这段游离的动脉，用眼科剪在靠近头端结扎处剪一“V”形小口，将充满抗凝液体的动脉套管头端向心方向插入动脉内，用备好的细线结扎固定，为防止插头滑出，应将结扎线再固定于套管的侧管上。小心打开动脉夹，即可见血液冲进动脉套管。

(6) 血气分析：打开颈总动脉的动脉夹，弃去最先流出的 2～3 滴血液后，然后立即将插管口直接对准电极板芯片的注血口，注入全血到标准刻度，盖上小盖，插入 i-STAT 血气分析仪，进行血气分析。

(7)再经动脉插管取正常或中毒家兔血 2～3ml，待凝固 15～20min 后，离心 3000r/min，5～10min，分离血清。用滴管将血清吸出，分别移入干燥的小试管中备用。

所制备的血清用来测定血清尿素氮和血清钾，方法见附 1、附 2 中介绍。

3. 首次取尿液样品和输尿管插管术

(1) 下腹部剪毛，局部麻醉，在耻骨联合上 1.5cm 处做正中切口，长约 4cm。分离皮下组织，沿腹白线切开腹膜，暴露出膀胱。用注射器吸出膀胱内全部尿液置于试管(10ml 的尖底离心管)中备用。

此尿液样用来测定尿比重、尿蛋白定性和尿沉渣镜检，方法见附 1、附 2 中介绍。

(2) 输尿管插管术：将膀胱向前下方翻向体外，在膀胱底部找到并分离一侧输尿管，在输尿管靠近膀胱处用线结扎，略等片刻，待输尿管略充盈后，用眼科剪剪一小口，向肾脏方向插入一根细塑料管，结扎固定插管，以备收集尿液。如果插管失败，可改为在实验末收集膀胱内尿液，做测定用。

4. 酚红排泄试验　从兔耳缘静脉准确快速注入 0.6%酚红溶液(1ml/只)，并开始计时，然后从耳缘静脉缓慢输注 50%葡萄糖液 20ml，使引起利尿作用。此后收集 60min 尿液，进行 PSP 测定，方法见附 1、附 2 中介绍。

注意：如因总实验时间的限制，可以统一用收集 30min 的尿液，估计实验动物酚红排泄的情况。

5. 肾脏的形态观察　实验结束后，用经耳缘静脉注射 5～10ml 空气的方法，将对照和实验性肾衰竭家兔处死，取出肾脏，称肾脏的重量，测定肾与体重的比值(肾体比，体重指去肠道后的体重)。

观察肾中毒家兔肾脏的体积大小，表面色泽；在矢状方向横剖切开肾为两半后，观察皮质条纹及色泽；在再度合拢两半肾后，观察切口能否完全对合。以病肾与正常肾脏作比较。

【结果记录】

在表 1-7-14 中记录急性肾衰竭时，肾功指标的变化。

表 1-7-14 急性肾衰竭时肾功实验指标测定

实验项目		造病家兔	对照家兔
尿液检查	尿比重		
	尿蛋白检查		
	尿液镜检		
PSP 实验	60min 酚红排泄率		
	60min 尿量		
血清尿素氮测定			
肾脏形态			

【注意事项】

(1)血清、标准液等试剂量应准确。

(2)加入标准应用液Ⅱ之后，应不超过 1～2min，立即放入沸水中进行后面的操作。

(3)煮沸及冷却时间应准确，否则颜色反应消退。

(4)正常家兔血清尿素氮 14～20mg%，急性升汞中毒性肾病家兔血清尿素氮为正常值的 1～2 倍。

【预期结果】

急性肾衰竭时：

(1)尿液检查可见：尿比重降低，尿蛋白阳性(+～+++)尿沉渣镜检可见粗大颗粒管型，少数红、白细胞。

(2)PSP 排泄率下降。

(3)血清尿素氮和肌酐升高。

(4)肾脏体积增大，质软，切面肾皮质苍白，缺血，髓质呈暗红色。

【思考题】

(1)根据实验结果，分析升汞引起急性肾衰竭的机制。

(2)依据血气分析结果，讨论引起肾功能代谢发生了哪些变化？为什么？

(3)结合本实验结果，分析产生尿蛋白、管型的机制。

(4)引起急性肾衰竭发生的常见原因有哪些？如何分类？

(5)急性肾衰竭患者进入多尿期，尽管尿量已有明显增多，但可存在氮质血症，其原因是为什么？

附 1：

1. 血清尿素氮测定

(1)原理：血液和尿中的尿素在强酸条件下与二乙酰–肟和硫氨尿共煮，生成红色复合物。颜色深浅与尿素氮含量成正比关系。

(2)操作方法：按表 1-7-15 所示，分别在空白管、标准管、测定管 A 和测定管 B 按顺序加入各种试剂，混匀，然后置沸水锅中准确计时煮沸 10min，置流水中冷 3min 后比色，用 520nm 波长比色，以空白管调零。

表 1-7-15　血清尿素氮测定时各管试剂加样顺序表

试剂	空白管(ml)	标准管(ml)	测定管 A(ml)	测定管 B(ml)
水	0.5	0.1	0.5	0.5
DAM-TSC 液	0.5	0.5	0.5	0.5
酸混合液	4.0	4.0	4.0	4.0
血清管	—	—	0.02	0.02
标准应用液Ⅱ	—	0.4	—	—

注：测定管 A 为正常家兔的血清，测定管 B 为肾中毒的家兔血清

血清尿素氮测定的计算方法，如式(1-7-1)：

$$\frac{\text{测定管光密度(Du)}}{\text{标准管光密度(Ds)}}\times 0.002\times\frac{100}{0.02}=\frac{\text{Du}}{\text{Ds}}\times 10=\text{血清尿素氮(毫克\%)} \tag{1-7-1}$$

2. 尿比重测定　用吸管取尿液滴加于 ATC-1E 型屈折度计(尿比重检测计)的检测面上，盖上盖后，通过接目镜观察尿比重数值，记录尿比重读数。

3. 尿蛋白定性检查　取正常或肾中毒家兔的尿液各 2～3ml，分别放入试管中，以试管夹夹住试管，在酒精灯上加热至沸腾(注意试管口不要对着人，小心加热，切勿让试管内尿液溢出)。若有混浊，加入 5%乙酸 3～5 滴，再煮沸。若尿变清，说明原先出现的混浊是因尿内无机盐引起；加酸后若混浊加重，则表示尿中含有蛋白质，根据尿液混浊程度可估计尿蛋白量的多少。

“–”尿液清晰，不显混浊，无明显蛋白尿。

“+”尿液出现轻度、白色的混浊(含蛋白质 0.01～0.05g%)。

“++”尿液呈稀薄乳样混浊(含蛋白质 0.05～0.2g%)。

“+++”尿液乳浊，或有少量絮片存在(含蛋白质 0.2～0.5g%)。

“++++”尿液出现絮状混浊(含蛋白质＞0.5g%)。

4. 尿液镜检

(1)将收集的尿液取出一滴置于玻片中，与显微镜下，细胞计数至少检查 10 个高倍视野；管型计数至少检查 10 个低倍视野，用最低至最高数报告。如 WBC 2～6/HP；管型 0～3/LP。

(2)亦可取一定量的尿液分别置于两支离心管中，离心沉淀 600r/min，5min，取尿沉渣涂片，先低倍后高倍镜观察，计数 10 个不同视野的管型和细胞的近似平均值，其中管型以低倍视野计数。

5. PSP 试验　将 60min(或 30min)内收集的全部尿液(包括可能在膀胱中最后抽取的尿液)，全量置于 500ml 量筒(或刻度烧杯)内，加入 10%氢氧化钠 5ml，并加水至 500ml，搅拌均匀后从中取出 10ml 溶液置于试管中，与一系列不同酚红浓度的标准管比较，判定由尿排出的酚红的百分比。

配制的酚红标准液，可计算出一小时内排出酚红的百分率(近似值)。

附 2：试剂的配制方法

1. 血清尿素氮测定用试剂

(1)二乙酰-肟-硫氨尿液：称取二乙酰 600mg，硫氨尿 30mg，蒸馏水溶解并加至 100ml。

(2)酸混合液：浓磷酸(85%～87%)35ml，浓硫酸 80ml，慢慢滴加于 800ml 水中，冷却

后加水至 1000ml。

(3) 尿素氮标准液的制备

1) 储存液(1mg 氮/ml)：称取分析纯尿素 2.143g，加 0.01N 硫酸溶解，并加至 1000ml，置冰箱内保存。

2) 尿素氮标准应用液Ⅰ(0.025mg 氮/ml)：吸取尿素氮标准储存液 2.5ml，加 0.01 N 硫酸至 100ml。

3) 尿素氮标准应用液Ⅱ(0.025 mg 氮/ml)：吸取尿素氮标准应用液Ⅰ20ml，加 0.0 1N 硫酸至 100ml。

2. 酚红标准液的配制(表 1-7-16)

表 1-7-16　各种浓度酚红标准液的配制

项目	试管号									
	1	2	3	4	5	6	7	8	9	10
100%酚红(ml)	0.5	1.0	1.5	2.0	2.5	3.0	3.5	4.0	4.5	5.0
0.05%氢氧化钠(ml)	9.5	9.0	8.5	8.0	7.5	7.0	6.5	6.0	5.5	5.0
标准浓度值(%)	5	10	15	20	25	30	35	40	45	50

第八章　内分泌系统实验

实验1　胰岛素所致低血糖休克及药物和激素对血糖的影响

【实验目的】

学习检测血糖的方法，同时观察胰岛素及药物和激素对血糖的影响，从而加深理解药物和激素影响血糖的机制。

【实验原理】

胰岛素是胰岛β细胞所分泌的一种激素，其主要生理功能是调节血糖代谢，既能增加血糖的去路，又能减少血糖的来源，因此是血糖浓度降低；同时对脂肪和蛋白质的代谢也有调节作用。小鼠注射胰岛素，数分钟内血糖浓度即显著降低，若剂量较大，可导致低血糖休克，发生精神不安、抽搦，而注射葡萄糖溶液或肾上腺素溶液后，小鼠很快能恢复正常。此外，胰高血糖素促进糖原分解和异生，具有升高血糖的作用；糖皮质激素抑制糖的利用，促进糖原异生，具有升高血糖的作用；甲状腺素促进糖的吸收和糖异生，也可升高血糖；生理剂量的生长激素能促进胰岛素的分泌，具有降低血糖作用，而过量的生长激素则抑制糖的利用，具有升高血糖的作用。

【实验动物】

小鼠。

【药品与器材】

生理盐水、胰岛素针剂、20%葡萄糖溶液、1∶10 000肾上腺素溶液、胰高血糖素针剂、糖皮质激素针剂、甲状腺素针剂、生长激素针剂。

血糖检测仪、小鼠手术器械、纱布、注射针头、注射器、鼠笼。

【实验方法与步骤】

(1)选取30只体重在18～22g之间的健康小鼠作为实验对象；实验前小鼠禁食6h，不禁水，以避免食物引起血糖波动导致实验结果不准确。

(2)分组：随机选取30只小鼠，分10组，每组3只。①生理盐水(NS)对照组；②低浓度胰岛素组；③高胰岛素+葡萄糖(GS)组；④高胰岛素+肾上腺素组；⑤高胰岛素+葡萄糖盐液组；⑥胰高血糖素组；⑦糖皮质激素组；⑧甲状腺素组；⑨低浓度生长素组；⑩高浓度生长素组。

(3)标记、称重、给药。所给药物、注射部位、药物浓度见表，剂量均为0.1ml/10g。给药完成后按时间间隔检测血糖值。

【结果记录及比较】

在表1-8-1中记录各组小鼠血糖测定结果。

表 1-8-1 胰岛素、药物及激素对小鼠血糖影响

组别	注射部位	药物	浓度	血糖浓度随时间(min)变化(记录恢复时间)				
				0(给药前)	5	10	20	40
1	腹壁皮下	NS						
2	腹壁皮下	低浓度胰岛素	1 U/kg					
3	腹壁皮下	高浓度胰岛素(4U/kg) 记录休克时间		GS				
4	腹壁皮下	高浓度胰岛素(4U/kg) 记录休克时间		肾上腺素(1∶10 000)				
5	腹壁皮下	高浓度胰岛素(4U/kg) 记录休克时间		NS				
6	腹壁皮下	胰高血糖素	0.1 mg/ml					
7	腹壁皮下	糖皮质激素	5 mg/ml					
8	腹壁皮下	甲状腺素	40 mg/ml					
9	腹壁皮下	生长素(低)	0.05 U/ml					
10	腹壁皮下	生长素(高)	0.1 U/ml					

注：(1)由于小鼠尾静脉注射困难，所以采取腹壁皮下注射，注射后揉搓加快吸收。(2)尾部采血时用热水浸泡尾巴加快血液循环，有利于采血。(3)比较各组不同时间点血糖值

【注意事项】

(1)注意胰岛素的用量，严密观察低血糖反应，痉挛出现时间及表现形式，痉挛多表现为前后肢僵直性抽搐，同时伴躯体旋转运动。

(2)一旦出现低血糖现象应立刻注射 GS 和肾上腺素解救，以防小鼠死亡。

(3)小鼠尾部采血尽量少取，但要注意血滴必须完全覆盖测试区，血糖检测仪在 90s 内若未作任何操作便会自动关机。若自动关机时，已将血滴在试纸上，则弃用该试纸，用新的试纸重新测试。

(4)避免在直射的阳光下测试，移动电话等强磁场环境也会导致血糖仪不能正常工作，应予以避免。

(5)血糖检测仪的血糖测定范围在 0.6～33.3mmol/L(10～600mg/dl)。过高或过低分别记为 $<$ 0.6mmol/L 或 $>$ 33.3mmol/L 即可。

(6)尽量节约试纸。

(7)小鼠尾尖取血时，应先用 45～50℃温水浸泡小鼠尾部。

(8)在注射完药物后即开始计时。

【预期结果】

(1)小鼠注射低浓度胰岛素，数分钟内血糖浓度即显著降低，注射高浓度胰岛素，可导致低血糖休克，而注射葡萄糖溶液或肾上腺素溶液后，小鼠很快能恢复正常。

(2)胰高血糖素、糖皮质激素及甲状腺素能使血糖升高。

(3)生理剂量的生长激素能降低血糖作用，而过量的生长激素则能升高血糖。

【思考题】

(1)注射胰岛素为什么会引起低血糖性休克?

(2)为什么注射胰岛素后小鼠会发生精神不安、 搐搦? 而静脉注射葡萄糖溶液或肾上腺素溶液后，小鼠为什么又能很快恢复正常?

(3)进行胰岛素所致低血糖休克实验应注意什么?

实验 2　苦瓜提取物对家兔血糖的影响

【实验目的】

观察苦瓜提取物对家兔血糖的影响，并探讨其影响血糖水平的可能机制。

【实验原理】

苦瓜中的甾体皂苷如苦瓜素、类胰岛素肽类和生物碱，是苦瓜降血糖的主要成分。苦瓜素能刺激胰岛素的释放和阻碍血流中葡萄糖的形成，该功能可能在糖尿病特别是非胰岛素依赖型糖尿病治疗中起到巨大的作用，此外苦瓜素尚有轻微的止痉和抗胆碱功效。

【实验动物】

健康雄性 Wistar 小鼠 115 只，相同月龄，体重 18～22g。

【药品与器材】

生理盐水、四氧嘧啶、苦瓜提取物、弗氏完全佐剂(60mg/kg)、链脲佐菌素(175～200mg/kg)。

血糖仪、血糖试纸、小鼠固定器，注射器(1ml、2ml、5ml)，100ml 容量瓶，天平。

【实验方法与步骤】

1. 四氧嘧啶高血糖小鼠模型制备

(1)实验准备：将 115 只小鼠饲养(条件为普通级，自由饮水，除实验应激外无其他不良刺激)3 天后，禁食 12h。

(2)动物准备：115 只小鼠分为两部分，一部分为造模鼠 100 只(备用于模型组及苦瓜治疗组实验)，另一部分为非造模鼠 15 只(备用于正常对照组实验)。

(3)造模方法：

1)造模鼠：预先注射链脲佐菌素和弗氏完全佐剂，再按照 0.1ml/kg，分别腹腔注射四氧嘧啶，共注射 2 天。

2)非造模鼠：分 2 天注射等量的生理盐水，第 1 天注射总量的 55%，第 2 天注射总量的 45%，注射完后恢复进食。

(4)造模后观察：造模后在日照时间 10h 以上的阳光充足的条件下饲养 5 天。注意观察和记录小鼠的精神状态、体重、饮水量、食量及大小便情况。

(5)血糖测定：造模 5 天后，小鼠尾部静脉取血(取血前禁食 12h)，按血糖仪说明书的方法测定小鼠的空腹血糖浓度。

(6)造模成功指标及判定：上法测定的血糖浓度大于 11mmol/L，为造模成功的 Ⅰ 型糖尿病小鼠。

2. 苦瓜提取物的降血糖实验　筛选上一实验步骤造模后血糖值在 10～25mmol/L 的小鼠 45 只，按血糖水平随机分配为三组(每组 15 只)，一个高血糖模型对照组和 2 个苦瓜治疗组(苦瓜提取物粗品组，苦瓜提取物精品组)。

3. 粗品组和精品组给予 0.3g/kg 的苦瓜提取物注射，正常对照组和高血糖模型对照组注射等量的生理盐水。注射 0.5h 后测定小鼠血糖浓度。

【结果记录】

在表 1-8-2 中记录各组小鼠血糖测定结果。

表 1-8-2　各组小鼠血糖测定结果（$\bar{x}\pm s$，n=15）

组别	给药前空腹血糖值	给药后空腹血糖值
正常对照组		
高血糖模型对照组		
苦瓜提取物粗品组		
苦瓜提取物精品组		

【结果统计】

汇总全实验室结果，所得数据以均数±标准差表示。所有数据均用 SPSS 10.0 统计学软件进行处理，组间差异比较采用 t 检验，$P<0.05$ 认为有显著性差异。

【预期结果】

(1)正常组血糖基本无变化。

(2)模型组血糖基本无变化。

(3)苦瓜提取物粗品组和精致苦瓜提取物组血糖均明显降低。

【思考题】

(1)哪种激素能影响血糖的含量？

(2)胰岛素对血糖含量有什么影响？

第九章　药物作用实验

实验 1　普鲁卡因的 LD_{50} 测定

【实验目的】

(1)通过实验，学习测定药物 LD_{50} 的方法、步骤和计算方法。

(2)了解急性毒性试验的常规方法。

【实验原理】

任何药物超过一定剂量时均会损害机体的组织、器官，引起各系统功能紊乱，直至死亡。LD_{50} 是以动物死活的质反应为指标的毒性数据。药物的剂量与死亡率之间呈常态分布曲线，与累积死亡率之间呈长尾“S”形曲线，药物的对数剂量与累积死亡率之间呈对称“S”形曲线。此量效曲线两端平坦，反应灵敏度差，中间段陡，反应灵敏。而以 50%处最敏感，剂量稍有变化，死亡率就有明显变化，故常以引起半数动物死亡(LD_{50})或半数动物产生阳性效应(ED_{50})的剂量作为衡量药物毒性或效应大小的最常用、最恰当的指标。若将反应率转换为概率单位，则对数剂量与概率单位之间呈直线。测定 LD_{50} 的方法很多，有蔻氏法、目测法、概率单位法、bliss 法(正规概率单位法)等，本实验用的是蔻氏法。

【实验动物】

小鼠。

【药品与器材】

1%普鲁卡因溶液、注射器等。

【实验方法与步骤】

1. 预实验　取小鼠 8～10 只，以 2 只为一组分成 4～5 组，选择组距较大的一系列剂量，分别按组腹腔注射普鲁卡因溶液，观察出现的症状并记录死亡数，找出引起 0%死亡率和 100%死亡率剂量的所在范围(至少应找出引起 20%～80%死亡率)。(参考剂量：LD_{100} 为 250mg/kg，LD_0 为 164mg/kg)。

2. 正式实验　在预实验所获得的 0%和 100%致死量的范围内，选用几个剂量(一般选 4～5 个剂量)，每组 10 只小鼠，动物的体重和性别要均匀分配，完成动物分组和剂量计算后按腹腔注射给药。

【观察项目】

1. 实验要素　实验题目、实验日期、药物的批号、动物品系、来源、性别、体重、给药方式及剂量、给药时间等。

2. 给药后各种反应　潜伏期，中毒现象，开始出现死亡的时间，末只死亡小鼠的死亡时间，死前的现象，各组死亡的只数等。

3. 尸解及病理切片　对死亡的小鼠及时进行尸解，观察内脏的变化(心、肝、脾、肺、肾)，记录病变情况。若肉眼可见变化时则需进行病理检查。观察结束时对全部存活动物称体重，尸解，同样观察内脏病变与中毒死亡鼠比较。当发现有病变时同样进行病理检查，以比较中毒后病理变化及恢复情况。

【结果记录与计算】

(1)在表 1-9-1 中记录实验数据。

表 1-9-1　普鲁卡因的 LD_{50} 测定表

组别	动物数(只)	剂量(g/kg)	对数剂量(X)	动物死亡数(只)	死亡率(%)	LD_{50}
1						
2						
3						
……						

(2)实验完毕后，清点各组死亡鼠数和算出死亡率(P)，按改良寇氏法式(1-9-1)进行计算：

$$LD_{50}=\log^{-1}[X_m-i(\sum P-0.5)] \tag{1-9-1}$$

其中：

X_m：最大剂量的对数值。

i：相邻两组剂量对数值之差。

P：各组动物死亡率，用小数表示(如死亡率为 80% 应写成 0.80)。

$\sum P$：各组动物死亡率之总和。

【注意事项】

(1)测定 LD_{50} 前，要进行预实验，摸索接近 100%和 0%死亡的剂量范围。在此范围内设 5～7 个剂量组。各剂量组组距一般以 0.65～0.85 为宜，视剂量范围及药物毒性而定。

(2)分组应随机，可以用抽签法或随机数字法进行分组。

(3)各组实验条件(温度、湿度、饲养条件、给药速度等)均应相同。一般以不等浓度的等容量给药。

【预期结果】

按公式计算即可得到的普鲁卡因的 LD_{50}。

【思考题】

(1)简述药物半数致死量(LD_{50})的意义。

(2)药物的量效曲线能说明药物作用有哪些特性？

(3)测定 LD_{50} 为什么还要观察中毒症状及时间过程？

实验 2　酚磺酞(PSP)药代动力学参数的测定

【实验目的】

测定 PSP 在家兔体内代谢动力学参数。

【实验原理】

酚磺酞(phenol sulfon phthalein，PSP)，又名酚红。静脉注射后，不在体内代谢，主要经肾近曲小管分泌排泄，属于一室模型一级动力学消除。PSP 在碱性环境中变为红色，可用可见分光光度计于波长 560nm 处进行定量测定。

【实验动物】

家兔，体重 2.5～3.0kg。

【药品与器材】

0.6%PSP 溶液、PSP 标准溶液(0.5、1、2μmol/L)、3%戊巴比妥溶液、稀释液(0.9% NaCl 29ml+1mol/L NaOH 1ml)。

兔板、手术剪刀、止血钳、眼科镊子、注射器(5ml、2ml)、抗凝试管、试管架、离心机、分光光度计、比色杯(0.5cm)、加液器(1ml，250μl)、烧杯、酒精棉球、干棉球、绳线。

【实验方法与步骤】

1. 麻醉与手术　家兔称重，用 3%戊巴比妥(1ml/kg)耳缘静脉麻醉，仰卧，固定于兔板上，切开颈部皮肤，暴露颈浅静脉，从其下缘穿一线，备取血时用。

2. 采集血标本　用 1ml 干燥注射器从颈浅静脉取血约 1ml，然后由耳缘静脉注射 0.6% PSP 溶液，按 0.4ml/kg 给药，注射后分别在 5、10、15、25min 各取血约 1ml，置于备好的抗凝试管内，离心(2000rpm) 10min。

3. PSP 标准液的平均吸收系数 *K* 的测定

(1)取 PSP 标准液 0.5、1、2μmol/L 及蒸馏水各 1.55ml，再各加入 1mol/L NaOH 0.05ml，于波长 560nm 处比色，测得吸收度(*A*)，并计算出平均吸收系数(*K*)值，如式(1-9-2)。

$$K=\frac{A}{C} \tag{1-9-2}$$

(2)取血浆样品 0.1ml，放入 0.5cm 的比色杯内，加入稀释液 1.5ml 摇匀(稀释了 16 倍)，于 560nm 处比色，记录其吸收度。

4. PSP 血浆浓度计算　见式(1-9-3)。

$$\text{PSP血浆浓度(mg/L)}=\frac{A}{K}\times 16\times 0.354 \tag{1-9-3}$$

(PSP 的分子质量为 354，比色时取血浆 0.1ml，稀释了 16 倍)。

5. 药代动力学参数计算

(1)计算 5、10、15 及 25min 时 PSP 的血浆浓度(*Ct*)，见式(1-9-4)。

(2)以时间(*t*)与血浆浓度(*Ct*)进行直线回归，求出 a、b、r 值。

(3)计算药代动力学参数：

1)消除速率常数 *Ke*(/min)，见式(1-9-5)。

2)血浆半衰期 $t_{1/2}$(min)，见式(1-9-6)。

3)表观分布容积 V_d(L/kg)，见式(1-9-7)。

4)总清除率 *Cl*[L/(kg · min)]，见式(1-9-8)。

计算公式：

$$\log Ct = \log Co - \frac{Ke}{2.303}t \quad (1\text{-}9\text{-}4)$$

$$Ke = -2.303 \times b \quad (1\text{-}9\text{-}5)$$

$$t_{\frac{1}{2}} = \frac{0.693}{Ke} \quad (1\text{-}9\text{-}6)$$

$$V_d = \frac{Ao(\text{mg})}{Co(\text{mg/L}) \times 兔重(\text{kg})}(Ao为用药剂量, Co为初始浓度) \quad (1\text{-}9\text{-}7)$$

$$Cl = V_d \times Ke \quad (1\text{-}9\text{-}8)$$

【注意事项】

(1)本实验系定量实验，故每次采血或给药量一定要准确。每次取血样时均应用干净的取样器，以防止各样品之间浓度混杂。

(2)顺利地采集足够量的血样是保证本实验成功的关键，故应具备娴熟的采血技术。

【思考题】

简述药代动力学参数 Ke、$t_{1/2}$、V_d、Cl 的概念及意义。

实验 3　泼尼松龙和阿司匹林的药效测定

【实验目的】

(1)通过镇痛和抗炎药效的测定，进行甾体类和非甾体类抗炎药物的鉴别。

(2)学习实验设计的基本原理及统计方法。

【实验原理】

采用光辐射热测痛仪测痛法及巴豆油合剂致炎法分别观察用药前、后动物对热刺激及化学刺激的影响。

【实验动物】

小白鼠，体重 18～22g。

【药品与器材】

0.125%泼尼松龙注射液、1.5%阿司匹林、生理盐水、巴豆油(内含 2%巴豆油、20%无水乙醇、5%蒸馏水和 73%乙醚)、苦味酸。

剪刀、镊子、1ml 注射器 3 个、5 号针头、鼠瓶、9mm 打孔器、天平、测痛仪。

【实验方法与步骤】

1. 光电致痛法

(1)将小鼠置入鼠瓶内，拉出尾巴，塞紧瓶盖，将鼠尾平放入光辐射热测痛仪沟槽中，待鼠安静不动后，按下测痛仪开关，光照鼠尾下 1/3 处，记录从光照开始到甩尾的时间作为痛阈值。每只小鼠测痛阈 2 次(间隔 1～2min)，取其均值作为用药前的基础痛阈值。挑选痛阈值在 5～20s 的小鼠 3 只。

(2)将挑选出的 3 只小鼠，随机分为甲、乙、丙三组。

(3)甲、乙、丙三组小鼠分别腹腔注射 0.125%泼尼松龙注射液 0.1ml/10g、1.5%阿司匹林 0.1ml/10g、等容量生理盐水 0.1ml/10g。

(4)给药 15min 后用同样方式光照 2 次，取其平均值，观察用药前后痛阈值的变化。

(5)将用药前后痛阈值记入表 1-9-2。

2. 鼠耳肿胀致炎法

(1)取小鼠 6 只，随机分为甲、乙、丙三组，每组 2 只，称重，标记。

(2)甲、乙、丙三组小鼠分别腹腔注射 0.125%泼尼松龙注射液 0.1ml/10g、1.5%阿司匹林 0.1ml/10g、等容量生理盐水 0.1ml/10g。

(3)给药 1h 后各组小鼠左侧耳壳前后两面均匀涂抹巴豆油合剂致炎 0.03ml/只，另侧耳作对照，记录时间。

(4)涂耳 1h 后，将小鼠脱颈致死，沿耳郭基线剪下两耳，用打孔器于同一部位分别各打一个耳片并称重。

(5)将致炎一侧耳片重量减去对照一侧耳片重量即为肿胀度，观察用药前后肿胀度变化。

(6)将小鼠左右耳片的重量及耳片肿胀度记入表 1-9-3。

【结果记录】

表 1-9-2　泼尼松龙和阿司匹林对小鼠痛阈的影响

鼠号	体重(kg)	药物	剂量(ml)	用药前痛阈值(*S*)	用药后痛阈值(*S*)
甲					
乙					
丙					

表 1-9-3　泼尼松龙和阿司匹林对抗巴豆油合剂致炎作用的比较

鼠号	体重(kg)	药物	剂量(ml)	左侧耳片重量(g)	右侧耳片重量(g)	耳片肿胀度(g)
甲						
乙						
丙						

【结果统计】

汇总全实验室结果，所得数据以均数±标准差表示。所有数据均用 SPSS 10.0 统计学软件进行处理，组间(用药组与对照组)差异比较采用 t 检验，$P<0.05$ 认为有显著性差异。

【注意事项】

(1)本实验应控制实验室温度在 13～18℃。

(2)巴豆油合剂应均匀涂抹在耳壳前后两面。

(3)左右两耳所取耳片搭下应一致。耳片打下后应迅速称重，以免受外界温度影响而失重。

(4)涂致炎剂的部位应与取下的耳片相吻合，打孔器应锋利。

【预期结果】

(1)泼尼松龙的抗炎作用较阿司匹林明显。

(2)阿司匹林能明显提高受光电辐射小鼠的痛阈。

【思考题】

早期炎症实验方法有哪些?

实验4　肝功能对药物作用的影响

【实验目的】

(1)观察小白鼠肝功能损伤对异丙酚作用的影响。

(2)了解肝脏在药物代谢中重要性。

【实验原理】

异丙酚是一种快速强效的全身麻醉剂，其临床特点是起效快，持续时间短，苏醒迅速而平稳，不良反应少，目前已广泛应用于临床各科麻醉及重症患者镇静。

异丙酚脂溶性极高的药物。肝脏生物转化是其主要的消除方式之一，因此，肝脏损伤极易使异丙酚的体内消除受阻，从而使异丙酚在体内的作用时间延长。

皮下注射四氯化碳后，肝组织内正常结构明显破坏，假小叶形成，甚至可见假小叶中央区出现出血性及凝固性坏死，致使肝脏正常代谢功能严重受损，

【实验动物】

小鼠。

【药品与器材】

10g/L 异丙酚溶液、10%四氯化碳。

天平。

【实验方法与步骤】

(1)制备肝损模型：实验前 24h 用 10%四氯化碳 0.2ml/10g 皮下注射，损伤小鼠肝功能(实验室已事先造模)。

(2)取体重相近的正常及肝功能已损伤小鼠各 10 只，称重，以苦味酸溶液作好标记。并试其翻正反射是否存在。将小鼠仰卧实验台上，若能恢复正常体位，为翻正反射存在，否则为翻正反射消失。

(3)各按 0.1ml/10g 剂量腹腔注射异丙酚。

(4)记录自注射后至翻正反射消失到恢复的时间。

(5)将小鼠处死(用颈椎脱臼法)，剖视肝脏观察形态改变。

【结果记录】

在表 1-9-4 中记录两组小鼠翻正反射消失到恢复的时间。

表 1-9-4　两组小鼠翻正反射消失到恢复的时间比较

组别	翻正反射消失到恢复的时间(s)										
	1	2	3	4	5	6	7	8	9	10	$\bar{x} \pm s$
正常鼠											
肝损小鼠											

【结果统计】

汇总全实验室结果，所得数据以均数±标准差表示。所有数据均用 SPSS 10.0 统计学软件进行处理，组间(正常小鼠及肝损小鼠)差异比较采用 t 检验，$P < 0.05$ 认为有显著性差异。

【预期结果】

(1)肝损伤组小鼠翻正反射恢复的时间大于正常组。

(2)对小鼠进行解剖后，肝损小鼠肝脏颜色有异常。

【思考题】

(1)生物转化的两个步骤及其结果是什么?

(2)肝药酶对药物的生物转化与药物相互作用的关系如何?

实验5　药酶诱导剂及抑制剂对戊巴比妥钠催眠作用的影响

【实验目的】

以戊巴比妥钠催眠时间作为肝药酶体内活性指标，观察苯巴比妥及氯霉素对戊巴比妥钠催眠作用的影响，从而了解它们对肝药酶的诱导及抑制作用。

【实验原理】

苯巴比妥为肝药酶诱导剂，可诱导肝药酶活性，使戊巴比妥钠在肝微粒体的氧化代谢加速，药物浓度降低，表现为戊巴比妥钠药理作用减弱，即催眠潜伏期延长，睡眠持续时间缩短。而氯霉素则为肝药酶抑制剂，能抑制肝药酶活性，导致戊巴比妥钠药理作用增强，即催眠潜伏期缩短，睡眠持续时间延长。

【实验动物】

小白鼠，体重18～22g。

【药品与器材】

生理盐水、0.75%苯巴比妥钠溶液、0.5%氯霉素溶液、0.5%戊巴比妥钠溶液天平、鼠笼、秒表、1ml注射器4个。

【实验方法步骤】

1. 药酶诱导剂对药物作用的影响

(1)取小鼠4只，随机分为甲、乙两组，每组2只。甲组小鼠腹腔注射0.75%苯巴比妥钠溶液0.1ml/10g，乙组小鼠腹腔注射生理盐水0.1ml/10g，每天1次，共2天。

(2)于第3天，给各小鼠腹腔注射0.5%戊巴比妥钠溶液0.1ml/10g，观察给药后小鼠的反应。记录给药时间、翻正反射消失和恢复的时间，计算戊巴比妥钠催眠潜伏期及睡眠持续时间，并比较两鼠的麻醉程度。

2. 药酶抑制剂对药物作用的影响

(1)取小鼠4只，随机分为甲、乙两组，每组2只。甲组小鼠腹腔注射0.5%氯霉素溶液0.1ml/10g；乙组小鼠腹腔注射生理盐水0.1ml/10g。

(2)30min后，给各小鼠腹腔注射0.5%戊巴比妥钠溶液0.1ml/10g，观察给药后小鼠的反应。记录给药时间、翻正反射消失和恢复的时间，计算戊巴比妥钠催眠潜伏期及睡眠持续时间，并比较两鼠的麻醉程度。

【结果记录】

在表1-9-5、表1-9-6中分别记录各组小鼠戊巴比妥钠的麻醉时间。

表 1-9-5　药酶诱导剂对药物作用的影响

鼠号	体重(g)	药物	剂量	戊巴比妥钠麻醉时间(min)		麻醉程度
				催眠潜伏期(开始吸入-卧倒)	睡眠持续时间(开始麻醉-恢复)	
甲						
乙						

表 1-9-6　药酶抑制剂对药物作用的影响

鼠号	体重(g)	药物	剂量	戊巴比妥钠麻醉时间(min)		麻醉程度
				催眠潜伏期(开始吸入-卧倒)	睡眠持续时间(开始麻醉-恢复)	
甲						
乙						

【结果统计】

汇总全实验室结果，所得数据以均数±标准差表示。所有数据均用 SPSS 10.0 统计学软件进行处理，组间差异比较采用 t 检验，$P < 0.05$ 认为有显著性差异。

【注意事项】

(1)催眠潜伏期为开始给药到动物翻正反射消失的间隔时间，睡眠持续时间为翻正反射消失至恢复的间隔时间。

(2)本实验过程中，室温不宜低于 20℃，否则戊巴比妥钠代谢减慢，使动物不易苏醒。

(3)氯霉素溶液有结晶析出时可在水浴中加热溶解。吸取氯霉素溶液的注射器应预先干燥，否则易结晶堵塞针头。

【预期结果】

(1)苯巴比妥诱导肝药酶，减弱戊巴比妥钠药理作用，使催眠潜伏期延长，睡眠持续时间缩短。

(2)氯霉素抑制肝药酶，增强戊巴比妥钠药理作用，使催眠潜伏期缩短，睡眠持续时间延长。

【思考题】

(1)什么是肝药酶诱导剂与抑制剂?

(2)试从理论上解释苯巴比妥及氯霉素对戊巴比妥钠催眠时间的影响。

实验 6　碱化尿液对水杨酸钠经肾排泄的影响

【实验目的】

比较尿液 pH 不同时对水杨酸钠排泄的影响。

【实验原理】

药物排泄与尿液的 pH 有密切的关系，弱酸性药物在酸性尿中非解离型多，易于再吸收，排泄较慢，在碱性尿中则再吸收少，排泄较快，弱碱性药物则正好相反。因此，通过改变尿液的 pH 来改变药物的排泄率，可用于药物解毒，或用于增强药物的疗效。

水杨酸钠为酚类化合物，能与 Fe^{3+} 生成紫色络合物，可在一定条件下比色测定。

【实验动物】

雄性家兔。

【药品与器材】

3%戊巴比妥钠溶液、10%水杨酸钠溶液、10% $FeCl_3$ 溶液、4% $NaHCO_3$ 溶液、2 mol/L HCl 溶液、0.9%NaCl 溶液。

兔板、50ml、5ml、1ml 注射器、10ml 试管、100ml 量杯、10ml 量筒、导尿管、液状石蜡、胶布、记号笔、0.5cm 比色杯、酒精棉球、pH 试纸、分光光度计。

【实验方法与步骤】

1. 插入导尿管 取雄性家兔 2 只(甲、乙)，称重，耳静脉注射 3%戊巴比妥钠 1ml/kg，麻醉后背位固定于兔板上，将导尿管尖端用液状石蜡润滑后从尿道口慢慢插入膀胱 8cm 左右，见有尿液滴出即可。用胶布将导尿管固定，导尿管另一端接量筒。

2. 改变尿液 pH

(1)用 pH 试纸测定两兔尿液 pH。给尿 pH 较高的兔(甲兔)耳静脉注射 4% $NaHCO_3$ 10ml/kg，10min 后再测其 pH，使 pH≥8，若 pH＜8，再按上述剂量耳静脉注射 4% $NaHCO_3$。pH 较低兔耳静脉注射 0.9%NaCl 10ml/kg。收集两兔尿液各 5ml 左右。

(2)两兔分别耳静脉注射 10%水杨酸钠 1.5ml/kg，记录时间。随后耳静脉注射 0.9% NaCl 10ml/kg，收集 30min 内的尿量(最后轻压下腹部，使膀胱内的积尿排尽)，记下总尿量。

【观察项目及结果计算】

1. 水杨酸钠定量

(1)标准曲线制备：精密称取水杨酸钠 10mg 置 10ml 量瓶中，以蒸馏水稀释至刻度，分别精密量取 0.4、0.8、1.2、1.6、2.0ml 置 10ml 量瓶中，加蒸馏水至刻度，使浓度分别为 0.04、0.08、0.12、0.16、0.20mg/ml。取试管 6 支，1 号管加入 6ml 蒸馏水，其余管加入不同浓度的水杨酸钠标准液，各管再依次加入 2mol/L HCl 0.3ml、10% $FeCl_3$ 0.6ml，显色后在 520nm 波长处比色，以 1 号管为空白调零点，测定各管吸收度(A)，以浓度(C)为横坐标，A 为纵坐标，即得 A-C 标准曲线。

(2)样品测定：取试管 2 支，分别加入用药前和用药后的尿液 0.5ml，再各加入蒸馏水 5.5ml、2mol/L HCl 0.3ml、10% $FeCl_3$ 0.6ml，显色后在 520nm 波长处测定吸收度。

以用药后测得的吸收度(A_2)减去用药前测得的吸收度(A_1)，得到的差值查标准曲线，可得尿药浓度(mg/ml)，最后求得总尿量中水杨酸钠的含量。

2. 计算公式 按公式 1-9-9 计算总尿量中水杨酸钠的含量(mg)。

$$\text{药物总量(mg)}=\text{尿药浓度(mg/ml)}\times\text{尿量(ml)}\times 12\text{(稀释倍数)} \qquad (1\text{-}9\text{-}9)$$

3. 在表 1-9-7 中记录甲乙两兔的总尿量中水杨酸钠的含量。

表 1-9-7 甲乙两兔总尿量中水杨酸钠含量的比较

兔号	尿液 PH	尿药浓度(mg/ml)	尿量(ml)	药物总量(mg)
甲				
乙				

【结果统计】

汇总全实验室结果(30min 水杨酸钠排出总量)，所得数据以均数±标准差表示。所有数据均用 SPSS 10.0 统计学软件进行处理，组间差异比较采用 t 检验，$P < 0.05$ 认为有显著性差。

【注意事项】

(1)本实验需多次静脉注射，应注意保护兔耳静脉，静脉穿刺从耳尖开始，逐步移向耳根。

(2)插导尿管动作应轻柔，避免损伤性尿闭。

【预期结果】

碱化尿液可加快水杨酸钠的肾排泄过程。

【思考题】

体液 pH 对弱酸性及弱碱性药物跨膜转运的影响有何临床意义？

实验 7　缩血管及扩血管药物对局麻药麻醉时间的影响

【实验目的】

观察收缩血管及扩血管药物对普鲁卡因局部麻醉时间的影响。

【实验原理】

普鲁卡因能使细胞膜稳定，降低其对离子的通透性，使神经冲动达到时，钠、钾离子不能进出细胞膜产生去极化和动作电位，从而产生局麻作用。在临床多将普鲁卡因作局部麻醉药物使用，常局部注射用于浸润麻醉、传导麻醉、蛛网膜下腔麻醉和硬膜外麻醉。普鲁卡因对周围血管有明显的直接扩张作用，容易被吸收进入血液，且麻醉持续时间短，为减少吸收延长药效，减少毒副作用，临床上常加入少量的肾上腺素[1:500 000～1:200 000]，时效可延长 20%。

利用不同药物对血管收缩或舒张的作用，与普鲁卡因配伍注射，观察收缩血管的药物对麻醉时间是否都有延缓作用，而舒张血管的药物对机体吸收普鲁卡因的速度是否有促进作用，而缩短麻醉时长。血管的收缩扩张影响麻醉药物的吸收的快慢，临床上可以根据不用的需要选用相应的药物与麻醉药配伍注射，能够较好地控制对患者的麻醉时间。

【实验动物】

小鼠。

【药品与器材】

0.5%盐酸普鲁卡因注射液、1∶250 000 肾上腺素、1∶250 000 去甲肾上腺素、1∶250 000 酚妥拉明、75%乙醇。

注射器、剪毛剪、计时器、刺针、5ml、20μl、200μl、1 000μl 加样枪、小鼠固定器。

【实验方法与步骤】

(1)选取年龄相同，体型相当的小白鼠 12 只。

(2)分组：随机将 12 只小鼠分成 A、B、C 及 D 四组，每组各 3 只。

(3)用固定器将小鼠固定好，将小鼠两臀部的毛剪干净，用乙醇消毒后，针刺测试其痛觉反射。

(4) 分别在每只小鼠的两侧臀部用0.5%盐酸普鲁卡因注射液、含有1∶250 000肾上腺素的0.5%普鲁卡因注射液、含有1∶250 000去甲肾上腺素的0.5%普鲁卡因注射液和含有1∶250 000酚妥拉明的0.5%普鲁卡因注射液，各10ml皮下注射。两组小鼠可以同时注射。

【观察项目与结果记录】

(1) 注射后分别在1min、2min、5min，以针刺测试其注射部位的痛觉反射，并做相应的记录。以后每5min测试一次。

(2) 在表1-9-8中记录各组小鼠痛觉反射的测试结果。

表1-9-8　缩血管及扩血管药物对小鼠大腿痛觉反射的影响

		A组		B组		C组		D组	
		左腿	右腿	左腿	右腿	左腿	右腿	左腿	右腿
用药前的反应									
用药后的反应	1min								
	2min								
	5min								
	10min								
	15min								
	20min								
	25min								
	30min								

注：A组小白鼠. 注射0.5%盐酸普鲁卡因注射液。B组小白鼠. 注射含有1∶250 000肾上腺素的0.5%普鲁卡因注射液。C组小白鼠. 注射含有1∶250 000去甲肾上腺素的0.5%普鲁卡因注射液。D组小白鼠：注射含有1∶250 000酚妥拉明的0.5%普鲁卡因注射液

(3) 比较四种药液的麻醉作用维持时间及注射部位皮肤颜色有何不同。

【预期结果】

(1) 肾上腺素是α、β肾上腺素受体激动剂，激动血管平滑肌α_1、β_2受体可使皮肤、黏膜、肾和胃肠道等器官的血管收缩，使骨骼肌和肝脏的血管舒张。皮下注射肾上腺素延缓了组织对药物的吸收，与麻醉药配伍使用而延长麻醉时间。

(2) 去甲肾上腺素是α肾上腺素受体激动药，可使血管收缩，尤以皮肤黏膜血管收缩最明显，所以与麻醉药物配伍皮下注射，也能延长麻醉时间。去甲肾上腺素收缩血管的作用比肾上腺素要强，根据推测用去甲肾上腺素的麻醉时间比肾上腺素长。

(3) 酚妥拉明是α肾上腺素受体的阻断药，酚妥拉明具有阻断血管平滑肌α_1受体和直接扩张血管作用。使用酚妥拉明的可能结果有：

1) 血管扩张加快了组织对药物的吸收，缩短了麻醉药的作用时间。

2) 血管扩张对药物的吸收没有影响，麻醉时间没有明显变化。

3) 麻醉时间反而延长。

【思考题】

(1) 局麻药的作用机制是什么？

(2) 局麻药吸收过量引起的不良反应有哪些？

(3) 肾上腺素与麻醉药配伍使用的临床意义是什么？

实验 8　局麻药的麻醉作用及毒性比较

一、蛛网膜下腔阻滞麻醉(腰麻)

【实验目的】

观察蛛网膜下腔阻滞麻醉的表现。

【实验原理】

蛛网膜下腔麻醉(腰麻)是临床上常用的一种局部麻醉方法，即将局麻药经腰椎间隙注入蛛网膜下腔，阻滞该部位的脊神经根。可暂时、完全、可逆性地阻断神经冲动的产生和传导。并使局部痛觉暂时消失，但对用药机体意识状态和其他各类组织并无损伤性的影响。

【实验动物】

雄性家兔 2 只。

【药品与器材】

2%盐酸普鲁卡因溶液。

酒精棉球少许、剪刀、注射器 2ml、7 号针头。

【实验方法与步骤】

(1)取家兔一只，称重，观察家兔的正常活动情况，(如四肢站立、行走的姿态，并用针刺其后肢测试有无痛觉反射)。

(2)将其背部近腰部处(面积约 5cm×5cm)的毛剪去。由一人使家兔作自然俯卧式，将其四肢固定在一起，尽量使其头尾向复侧屈曲，然后在剪毛处先以碘酊棉消毒，干后再用酒精棉擦拭进行脱碘。

(3)在家兔背部髂骨脊连线的中点稍下方摸到第 7 腰椎间隙(第 1 腰椎与第 1 骶椎中间)，插入腰椎穿刺针头，刺中蛛网膜下腔时，可感觉动物跳动。即刻注入 2%盐酸普鲁卡因 0.3ml/次，继续观察家兔活动情况，并测定后肢的痛觉反射，并记录麻醉开始时间和作用时间。

【结果记录】

在表 1-9-9 中记录各观察项目结果。

表 1-9-9　家兔活动情况、痛觉反射、麻醉开始时间和作用时间记录表

动物	体重(kg)	普鲁卡因剂量(ml)	四肢活动情况	痛反射	麻醉开始时间	麻醉持续时间	活动状态
家兔							

【注意事项】

刺中蛛网膜下腔时，必须严格固定家兔，以免动物挣扎而损害脊髓。

【预期结果】

蛛网膜下腔麻醉(腰麻)时，局麻药经腰椎间隙注入蛛网膜下腔，阻滞该部位的脊神经根，可使家兔后肢的痛觉反射暂时消失。

二、两种局麻药的毒性比较

【实验目的】

比较两种局麻药(普鲁卡因、丁卡因)的毒性作用。

【实验原理】

局部麻醉药吸收入血并达到足够浓度，可影响全身神经肌肉的功能，出现毒性反应。主要表现在中枢神经系统及心血管系统。局部麻醉药对中枢神经系统的可表现为中枢的先兴奋后抑制，最后转入昏迷，呼吸麻痹；对心血管系统可有膜稳定作用，表现为心肌收缩性减弱、不应期延长、传导减慢及血管平滑肌松弛等。丁卡因属酯类长效局部麻醉药。起效快，其穿透力、局麻作用及毒性均比普鲁卡因强。

【实验动物】

小白鼠。

【药品与器材】

1%盐酸普鲁卡因溶液、1%盐酸丁卡因溶液。

天平、注射器 1ml、5 号针头。

【实验方法与步骤】

(1)取健康小白鼠 2 只，称重，标记。观察记录其呼吸频率及正常活动情况。

(2)甲鼠腹腔注射 1%普鲁卡因 0.1ml/10g，乙鼠腹腔注射 1%丁卡因 0.1ml/10g。

【观察项目与结果记录】

观察比较腹腔注射前后两鼠呼吸频率及活动情况有何差异，并记入表 1-9-10。

表 1-9-10　普鲁卡因溶液、丁卡因腹腔注射前后两鼠呼吸频率及活动情况比较

鼠号	体重(kg)	药物	剂量(ml)	给药前		给药后	
				呼吸频率(次/分)	活动情况	呼吸频率(次/分)	活动情况
甲							
乙							

【预期结果】

丁卡因及普鲁卡因腹腔注射吸收入血后，均可引起毒性反应，且丁卡因的毒性作用较普鲁卡因的毒性作用出现早、作用明显。

【思考题】

(1)作为表面麻醉药应具备什么条件?

(2)脊髓麻醉有何临床意义?

(3)比较普鲁卡因和丁卡因的药理作用和临床应用的特点。

实验 9　镇静催眠药对中枢兴奋药的协同和对抗作用

【实验目的】

(1)通过实验认识药物相互作用的协同作用和拮抗作用。

(2)学习镇静催眠药的筛选方法。

【实验原理】

药物相互作用的方式主要体现在药动学方面及药效学方面，前者主要影响血药浓度，后者主要影响受体及其作用环境。药物相互作用的性质主要包括协同、相加及拮抗三种。镇静催眠药依剂量的递增而表现为镇静、催眠及麻醉作用。镇静催眠药合用作用加强，且可对抗中枢兴奋药引起的惊厥行为。目前苯二氮䓬镇静催眠药几已完全取代了巴比妥类等传统镇静催眠药。尼可刹米及回苏灵(二甲弗林)则为目前较为常用的对呼吸中枢有直接兴奋药，可用于各种原因引起的呼吸抑制。

【实验动物】

小鼠。

【药品与器材】

0.04%地西泮溶液、0.2%戊巴比妥钠溶液、2.5%尼可刹米溶液。

注射器、天平、钟罩。

【实验方法与步骤】

(1)取性别相同，体重相近的小白鼠5只，称重，编号。

(2)1号鼠：腹腔注射0.04%地西泮溶液0.2ml/10g。

(3)2号鼠：腹腔注射0.2%戊巴比妥钠溶液0.2ml/10g。

(4)3号鼠：先腹腔注射0.04%地西泮溶液0.2ml/10g，10min后，再腹腔注射0.2%戊巴比妥钠溶液0.2ml/10g。

(5)4号鼠：皮下注射2.5%尼可刹米溶液0.2ml/10g。

(6)5号鼠：先腹腔注射地西泮 0.8mg/10g，10min 后再皮下注射 2.5%尼可刹米溶液0.2ml/10g。

(7)将5鼠分别置于钟罩内，比较所出现的药物反应及最终结果。

【观察项目】

小鼠给药后，观察小鼠自主活动及镇静催眠药的催眠作用。

1. 小鼠自主活动　在评价药物对中枢神经系统的影响方面有重要意义。动物的自主活动情况反映其中枢神经系统的功能状态，兴奋时活动次数增加，抑制时活动次数减少，所以小鼠自主活动实验是评价中枢神经系统兴奋状态的一项重要指标。

2. 镇静催眠药的催眠作用　观察记录潜伏期及睡眠时间。以翻正反射的消失作为判断镇静催眠药催眠作用的指标。

【结果记录】

在表1-9-11中记录各小鼠自主活动、睡眠潜伏期及睡眠时间。

表1-9-11　小鼠自主活动、睡眠潜伏期及睡眠时间比较

鼠号	自主活动	睡眠潜伏期(s)	睡眠时间(s)
1			
2			
3			
4			
5			

【结果统计】

汇总全实验室结果(睡眠潜伏期及睡眠时间)，所得数据以均数±标准差表示。所有数据均用 SPSS 10.0 统计学软件进行处理，组间差异比较采用 t 检验，$P < 0.05$ 认为有显著性差异。

【注意事项】

(1)注射药物比较多，每次注射之前应充分洗净注射器，以免影响药效。

(2)镇静催眠药均属于中枢抑制药，动物实验时其作用往往不能区分。镇静作用指标主要是自发活动减少；催眠作用则以动物的共济失调为指标，当环境安静时，可以逐渐入睡。翻正反射的消失可以代表催眠作用，又可反映催眠药的麻醉作用。

(3)实验环境需安静，室温以 20～25℃为宜。

【预期结果】

(1)戊巴比妥钠及地西泮具有协同镇静催眠药的作用。

(2)地西泮可拮抗尼可刹米的中枢兴奋作用。

【思考题】

(1)在合并用药过程中各药可以通过哪几种方式发生相互作用，引起哪几种后果?

(2)给小鼠预先注射地西泮对于戊巴比妥钠和回苏灵的药理作用各有何种影响?

(3)如何来评价两个作用相似的药物相互作用的性质-协同、相加或拮抗作用?

实验 10　三种作用于传出神经系统的未知药物的初步辨别

【实验目的】

1. 通过药物辨别实验，初步学习药理实验设计的思路及方法。

2. 深入掌握三个重要的传出神经系统药物的作用特点，加深对 α、β肾上腺素受体激动药和阻断药药理作用的理解。

3. 观察酚妥拉明对肾上腺素的心血管作用的影响，掌握“肾上腺素作用的翻转”的概念及意义。

【实验原理】

3个未贴标签的药物为肾上腺素受体激动药(肾上腺素、去甲肾上腺素、异丙肾上腺素)，可分别作用于α/β、α及β肾上腺素受体，产生心、血管效应，此效应可被α或β受体阻断药所阻断。酚妥拉明为α受体阻断药，能阻断去甲肾上腺素与血管收缩有关的α肾上腺素受体；能阻断肾上腺素与血管收缩有关的α肾上腺素受体，而对与血管舒张有关的β肾上腺素受体无阻断作用，可将肾上腺素的升压作用翻转为降压作用。普萘洛尔为β受体阻断药能阻断异丙肾上腺素与血管舒张有关的β肾上腺素受体；能阻断肾上腺素与血管舒张有关的β肾上腺素受体，而对与血管收缩有关的α肾上腺素受体无阻断作用。

【实验动物】

家兔，体重 2.5～3kg。

【药品与器材】

25%氨基甲酸乙酯、肝素、0.1%甲磺酸酚妥拉明溶液、0.1%盐酸普萘洛尔溶液、生理盐水、0.001% A 溶液、0.001% B 溶液、0.002% C 溶液。

兔板、BL-420 生物机能信号系统、血压换能器、心电图导连线、止血钳、手术剪刀、眼科剪、动脉夹、动脉套管、注射器、丝线、线绳、纱布块。

【实验方法与步骤】

1. 麻醉　家兔称重后，由耳缘静脉缓慢注射 25%氨基甲酸乙酯溶液进行全身麻醉(按 4ml/kg)。

2. 固定　将家兔仰卧位固定于兔台上，剪去颈部正中的毛，以备颈部手术切口。

3. 气管分离术　麻醉后，用手术刀沿正中线，从甲状软骨处向下至胸骨上缘 5～6cm 做纵向切口，用小号弯钳向下分离。分开颈部正中的肌群后即可看到气管。分离气管并在下面穿一根粗丝线，插管结扎时用。

4. 颈总动脉分离术　颈总动脉位于气管两侧，分离出气管后，在其两侧可见到搏动着的颈总动脉，用眼科镊或小弯钳细心分离出左侧的颈总动脉(游离长度需 3～4cm)，在下面穿细线两根备用。若有颈总动脉的分支，应将分支两端结扎，在其中间剪断。

5. 气管插管术　在甲状软骨下端 0.5～1cm 处，用组织剪沿两个软骨环的间隙剪一约达气管口径一半以上的横切口，再向头侧剪断 2 个气管软骨，使切口呈“⊥”形，向下端方向插入气管插管，结扎、固定(为防滑脱，应再将线固定在插管分叉处)。以保持动物呼吸通畅。

6. 颈总动脉插管术　颈总动脉插管的目的在于测量血压。

(1)插管前，①先将动脉套管通过压力传感器输入到 BL-420 系统面板 1 通道。打开 BL-420 生物信号显示与处理软件，在菜单栏选择“实验项目→循环实验→兔动脉血压的调节”实验模块，以记录血压。②加压，使导管及动脉套管内充满抗凝液，同时排除管内气泡，并将基础压打到 100mmHg(1mmHg = 0.133kPa)的水平。

(2)插管并记录血压的变化：用动脉夹夹住左颈总动脉近心端，结扎其远心端，两端间距需 3cm 左右。用左手小拇指或用眼科镊的柄垫起这段游离的动脉，用眼科剪在靠近头端结扎处剪一“V”形小口，将充满抗凝液体的动脉套管头端向心方向插入动脉内，用备好的细线结扎固定，为防止插头滑出，应将结扎线再固定于套管的侧管上。小心打开动脉夹，即可见血液冲进动脉套管。此时即可通过 BL-420 生物信号显示与处理软件记录血压的变化。

7. 描记正常心电图　取针头 4 枚，分别插入大鼠四肢踝部皮下，将心电导联纸按右前肢(红)、左前肢(黄)、右后肢(黑)、左后肢(绿)的顺序接于针头上，再将导线(电极)另一端连接 BL-420 生物信号机能系统。以Ⅱ导联或全导联描记一段正常心电图。

【观察项目及结果记录】

(1)首先描记一段正常动脉血压、心电图曲线。

(2)缓慢注射所提供的 0.001% A 药，或 0.001% B 药，或 0.002% C 药，按 0.5ml/kg 给药，观察并记录动脉血压及心电图曲线的变化。

(3)待血压恢复正常后，或注射 0.1%甲磺酸酚妥拉明 0.5ml/kg，或注射 0.1%盐酸普萘洛尔 0.5ml/kg。10min 后，再注射 A 药或 B 药或 C 药 0.5ml/kg，观察并记录血压及心电图变化。

注：三种未知药物及酚妥拉明和普萘洛尔给药方案和顺序请同学们自行设计。

【结果处理】

根据三种未知药物给肾上腺素阻断药前后动脉血压及心电图曲线的变化，辨别三种药物。

【注意事项】

(1)手术过程应尽量减少出血，以免引起血压降低。

(2)分离颈动脉时动作要轻柔谨慎，不可损伤神经组织。

【预期结果】

三药给肾上腺素阻断药前后，肾上腺素、去甲肾上腺素、异丙肾上腺素三种药物的血压变化如图 1-9-1。

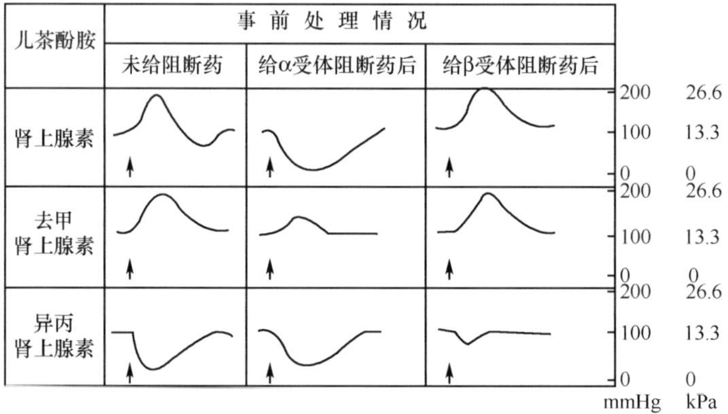

图 1-9-1　给肾上腺素阻断药前后，三种药物的血压变化

【思考题】

(1)请说明你对未知药物的辨别依据。

(2)比较三种肾上腺素受体激动药对血压、心脏的作用特点。给不同肾上腺素受体阻断药后，三种药物作用的变化有何不同?

实验 11　有机磷酸酯类中毒、解救及胆碱酯酶活性测定

【实验目的】

通过对有机磷酸酯类中毒症状以及阿托品和解磷定解救作用的观察，从整体水平和分子水平了解内源性神经递质-乙酰胆碱对 M 胆碱受体的作用。

【实验原理】

有机磷酸酯类通过难逆性抑制胆碱酯酶活性，使内源性递质乙酰胆碱在体内堆积，产生中毒症状，由于乙酰胆碱作用的广泛性，其症状表现多样化，轻者以 M 样症状为主，中度者可同时有 M、N 样症状，重度者还可出现中枢症状。M 受体阻断药阿托品能解除有机磷酸酯类中毒的 M 样症状，而胆碱酯酶复活药解磷定可复活胆碱酯酶，恢复其水解乙酰胆碱的能力，对 M 及 N 样症状均有效。两者合用可提高解毒效果。

有机磷酸酯类中毒程度及胆碱酯酶复活药解救疗效亦可通过测定胆碱酯酶活性的变化来反映。血及组织中胆碱酯酶使乙酰胆碱水解成胆碱和乙酸，未被分解的剩余乙酰胆碱与

羟胺作用生成乙酰羟胺，再与铁离子在酸性溶液中形成棕色复合物，根据颜色深浅推算出酶的活性。

【实验动物】

家兔，体重2.5～3.0kg。

【药品与器材】

0.5%硫酸阿托品溶液、2.5%碘解磷定溶液、1%敌敌畏溶液、胆碱酯酶测定药盒。

兔盒、注射器(1ml、2ml、10ml)、抗凝试管3个、非抗凝试管5个、干棉球、乙醇棉球、砂轮、小烧杯、250 μl加样器、加样器吸头、记号笔。

【实验方法与步骤】

1. 称重与观察　家兔称重，观察并记录活动情况、呼吸(频率，有无呼吸困难)、瞳孔大小、唾液分泌、大小便、肌张力及有无肌震颤等。

2. 正常血样采集　用乙醇棉球擦拭兔耳外缘静脉，当其充血明显时，用剪刀横断耳缘静脉使血液(0.5～1.0ml)自然流入试管(试管内预先滴入2滴肝素，自然干燥后备用)中，并轻轻地振荡试管，防止凝血。供测正常胆碱酯酶活性。

3. 动物中毒模型复制与血样采集　给兔肌内注射1%敌敌畏0.6ml/kg，观察并记录中毒症状。待中毒症状明显时，依上法采血供测中毒后胆碱酯酶活性。然后，立即静脉注射阿托品0.3ml/kg和碘解磷定2.7ml/kg，观察并记录中毒症状有何变化，在症状改善明显时，再次采血，供测给解救药后胆碱酯酶活性。

4. 胆碱酯酶活性测定

(1)将以上试管内的血样离心(3500r/min)10min，取血浆50μl，测定胆碱酯酶活性。

(2)取5支试管，按下列步骤加样(见表1-9-12)：

表1-9-12　胆碱酯酶活性测定加样顺序

	测定管×3	对照管	空白管
血浆样品(ml)	0.05	—	—
蒸馏水(ml)	—	0.05	0.3
8μmol/ml乙酰胆碱应用液(ml)	0.25	0.25	—
试剂一(ml)	0.5	0.5	0.5
	混匀，37℃水浴20min		
试剂三(ml)	1.0	1.0	1.0
试剂四(ml)	0.5	0.5	0.5
试剂五(ml)	0.25	0.25	0.25
试剂六(ml)	0.5	0.5	0.5

混匀，离心(3000～3500r/min)10min，取上清，于520nm处比色，测定吸收度(A)。①单位定义：1ml血浆在37℃和底物作用20min，分解1μmol乙酰胆碱为1U。②计算公式(1-9-10)：

$$CHE\text{活力(U/ml)}=\frac{A_{\text{对照}}-A_{\text{测定}}}{A_{\text{对照}}}\times 8^{*}\times\frac{1}{0.05^{**}} \tag{1-9-10}$$

注：* 标准品浓度为8μmol/ml；** 取样量为0.05ml。

【结果统计】

汇总全实验室结果(CHE 活性，U/ml)，所得数据以均数±标准差表示。所有数据均用 SPSS 10.0 统计学软件进行处理，组间差异比较采用 t 检验，$P<0.05$ 认为有显著性差。检验敌敌畏中毒后与中毒前、用解救药物后与中毒时有无显著性差异。

【思考题】

(1)测定胆碱酯酶活性有何意义？

(2)从本实验结果分析乙酰胆碱的作用。

实验 12　急性百草枯中毒及其解救

【实验目的】

观察百草枯(parquet，PQ)急性中毒的表现以及姜黄素和维生素 B_1 的解救作用，并分析其可能的解救机制。

【实验原理】

百草枯，又名“对草快”、“克无踪”，是目前世界范围内广泛使用的有机杂环类接触性脱叶剂及除草剂，对人畜有较强的毒性。因其除草效果良好、土壤残留毒性小，而被广泛应用于农业生产。但人体一旦误服或口服百草枯中毒后，因其致死剂量小、组织扩散强等特点，药物进入体内后可迅速分布至体内多个脏器，严重者可出现多个脏器功能损害，其中肺纤维化损伤，导致严重的呼吸衰竭，是百草枯中毒死亡的主要原因。百草枯所致肺纤维化损伤的中毒病理表现为早期肺泡上皮细胞损伤，肺泡内出血水肿，炎症细胞浸润。晚期则出现肺内和肺间质纤维化，这种表现被命名为“百草枯肺”肺泡内出血水肿。

急性百草枯中毒死亡率极高，给社会、家庭带来较大的威胁。同时也是急危重症专业临床工作者面临的巨大挑战。目前运用于临床的各种方法疗效均不确切。全球各国尝试研究治疗百草枯中毒多年，但至今尚未发现特效解毒剂，一些特效的治疗尚处于研究阶段。因此，研发百草枯中毒的有效解救药物，对降低百草枯急性中毒的病死率，提高存活率具有重要的临床意义。

目前，抗氧化药物(维生素 C、维生素 E、谷胱甘肽等)对百草枯急性中毒的疗效已基本得到公认。姜黄素及维生素均具有较强的抗氧化作用，观察两药对百草枯急性中毒的解救作用，分析其抗氧化作用对中毒的解救机制，有助于开发百草枯中毒的有效解救药物。

【实验动物】

家兔。

【药品与器材】

20%百草枯(30mg/kg)、200mg/kg 姜黄素、10%维生素 B_1(200ml/kg)、新鲜白菜。

哺乳动物手术器械一套、皮肤缝合针、20ml、10ml、5ml 注射器、游标卡尺、头皮针、刀片、胶布、试管架、试管(60 只)、100ml、250ml 烧杯、14 号细导尿管、100ml 漏斗、张力换能器、BL-420 生物机能信号系统、水检压计、细线、缚腿带、穿刺针头、软质塑料管、计时表、婴儿秤等。

【实验方法与步骤】

(1)取家兔 40 只，分四组(每组 10 只)，第一组：正常对照组，第二组：百草枯中毒组，第三组：百草枯+姜黄素注射组，第四组：百草枯+维生素 B_1 注射组。观察每组家兔的活动情况、呼吸(频率、幅度、节律是否均匀)、胸膜腔负压，并记录之。

(2)给第一组的家兔食用新鲜白菜，给第二、三、四组的家兔食用加有 20%PQ(30mg/kg)的新鲜白菜，使其出现百草枯中毒症状，待其症状明显后，观察并记录步骤 1 中的各项指标。

(3)待百草枯中毒症状明显后，给第三、四组的家兔分别注射姜黄素(200mg/kg)，10%维生素 B_1(200ml/kg)，给第一、二组的家兔分别注射等量生理盐水，观察并记录步骤 1 中的各项指标。

【注】呼吸运动的描记与胸内负压的记录。

1)在家兔胸廓活动最明显处用缝合针缝一细线，将细线的另一端垂直系于张力换能器感应片小孔上，换能器与 BL-420 生物机能信号系统输入第 1 通道相连，记录呼吸运动。打开 BL-420 生物机能信号系统，选择“实验项目”菜单下的“呼吸实验”之“呼吸运动调节”项。

2)在家兔右胸 4～5 肋间间隙，作约 2cm 长的皮肤切口。将水检压计的穿刺针头在第 5 肋骨上缘顺肋骨方向斜插入胸膜腔内，插入深度有落空感即可。用胶布将针头尾固定于胸部皮肤上，以防止针头移位或滑出。穿刺针头的尾端用软质塑料管连于水检压计，以测定和记录胸膜腔内压的变化。

【观察项目与结果记录】

观察记录活动情况，在表 1-9-13 中记录家兔呼吸(频率、幅度、节律是否均匀)、胸膜腔负压、毒死率及存活率。

表 1-9-13　家兔呼吸频率、胸膜腔负压、毒死率及存活率比较($\bar{x} \pm s, n=10$)

	呼吸频率(次/分)	胸膜腔负压(mmH_2O)	毒死率(%)	存活率(%)
正常对照组				
百草枯中毒组				
百草枯+姜黄素注射组				
百草枯+维生素 B_1 注射组				

【结果统计】

汇总全实验室结果，所得数据以均数±标准差表示。所有数据均用 SPSS 10.0 统计学软件进行处理，组间差异比较采用 t 检验，多组间均数比较采用单因素方差分析。两组间率的比较用 X^2 检验。$P < 0.05$ 认为有显著性差异。

【预期结果】

(1)注射姜黄素组的家兔中毒症状得到明显好转。

(2)注射维生素 B_1 组的家兔比注射姜黄素组的效果更好。

【思考题】

(1)百草枯的体内过程有何特点?

(2)抗氧化剂解救百草枯急性中毒可能机制有哪些?

第二部分　医学机能学探究性实验

探究性实验课程的目的是为了能充分调动学生的学习主动性、积极性和创造性，并把所学得的基础医学知识综合地应用于课题的立项、设计、实施、结果分析和论文撰写。探究性实验根据其实验自行设计程度和时间跨度可分为扩展性设计实验和自行设计实验两类。

第一章　扩展性设计实验

多学科扩展性设计实验是指在教师指定的实验平台条件下，完成从实验设计、实验操作到结果分析与论文撰写的全过程。实验操作过程基本在一次实验课内完成，然后再安排一次以小组为团队的结果汇报与讨论。例如，以家兔失血性休克作为自主设计实验平台，学生可自主设计休克实验方案，包括失血程度、抢救措施(药物施加的方式)、实验观察指标的设立。设计方案经指导教师同意后，在实验课完成实验操作和结果分析等过程，并用多媒体汇报与讨论实验结果。

实验 1　探究坐骨神经电阻、神经冲动传导速度及动作电位不应期影响因素的扩展性设计实验

【实验目的】

(1)探究影响蟾蜍坐骨神经电阻、神经冲动传导速度及动作电位不应期的多种因素。

(2)观察蟾蜍坐骨神经电阻、神经冲动传导速度及动作电位不应期在各种因素作用下的变化规律，并分析其机制。

(3)学会神经干动作电位传导速度的测定方法，加深对动作电位的产生及传导机制的理解。

【实验原理】

神经干能够传导冲动，根据局部电流学说，可以把神经干看作一段电阻，可以尝试用测量一般电阻的方法测定神经干电阻。动作电位在神经纤维上的传导速度主要取决于神经纤维的直径、有无髓鞘、环境温度等因素。蛙类坐骨神经干的传导速度为 35～40m/s。通过测定长度 s，并用 BL-420 生物机能信号系统测出时间间隔 t，就可以计算出传导速度 v。神经干的不应期可以用 BL-420 生物机能信号系统自动测定。神经冲动的传导可以看成是神经干上的电流，其传导速度可受到神经干所处环境条件及药物影响而发生改变。

【实验动物】

蟾蜍或青蛙。

【扩展性设计要求】

运用离体坐骨神经标本，自行设计影响蟾蜍坐骨神经电阻、神经冲动传导速度及动作电位不应期的多种因素，确立坐骨神经电阻、神经冲动传导速度及动作电位不应期的观察项目或指标，记录实验结果。

【扩展性设计步骤】

1. 立题　以实验小组为单位，根据以往学习的"蟾蜍坐骨神经电阻、神经冲动传导速度及动作电位不应期影响因素"的相关生理学、药理学及病理生理知识，或查阅有关文献资料，由小组集体酝酿、讨论影响蟾蜍坐骨神经电阻、神经冲动传导速度及动作电位不应期的多种因素(包括各种不同理化因素或药物)、蟾蜍坐骨神经电阻、神经冲动传导速度及动作电位不应期的观察项目及指标。但是，一定要注意动物实验立题的科学性、目的性和在现有的条件下所具有的可操作性。同时，也提倡实验思路的新颖和独特性。

2. 方案设计的格式与内容　每实验小组在立题基础上，写出动物实验的设计方案。实验设计方案的内容应详细和具可操作性，具体的内容和格式要求如下：①题目；②立题依据(实验的目的、原理)；③实验动物(品种、体重、数量)；④实验器材(型号、规格和数量)与药品(规格、剂型和使用量)，包括特殊仪器与药品需要(器材型号、规格和数量与药品规格、剂型和使用剂量)；⑤实验内容(方法和操作步骤)，以及观察指标；⑥实验观察结果记录表格制作；⑦预期结果；⑧注明参阅文献资料。

【基本药品与器材】

清水，任氏液。蛙类手术器械，BL-420 生物机能信号系统，标本屏蔽盒，接线若干。蛙类手术常用器械一套、万用表、直尺。

【实验基本过程】

1. 制备坐骨神经干标本　标本制备方法与坐骨神经腓肠肌标本制备方法大体相同，但无需保留股骨和腓肠肌。神经干应尽可能分离得长一些。要求上自脊椎附近的主干，下沿腓总神经与胫神经一直分离至踝关节附近止。

2. 连接实验装置　记录电极连接到主机 BL-420 系统面板 1 通道或 2 通道，刺激电极连接刺激输出。须避免连接错误或接触不良，注意地线的连接。

3. 调试仪器　打开电脑，进入 BL-420 生物机能信号系统显示与处理软件主界面，在菜单栏选择"实验项目→神经肌肉→神经干动作电位或动作电位传导速度、不应期测定"实验模块。可适当调节增益和扫描速度直至出现较理想的波形。

【观察项目】

自行设计影响坐骨神经电阻、神经冲动传导速度及动作电位不应期的多种因素、观察项目、指标及记录表格。

【注意事项】

(1)神经干分离过程中，谨慎勿损伤神经组织。以免影响实验效果。

(2)屏蔽盒内不要放过多的任氏液，以免电解质在刺激电极与记录电极之间形成"短路"，使刺激伪迹过大。

【讨论分析】

(1)对实验目的、设计原理进行阐释，实验结果进行总结与归纳。

(2)对实验中不同药物使用后的各种观察指标变化进行分析，探讨其变化的发生机制。

(3)如实验结果不理想，请分析其失败的原因和提出改进的措施。

【时间节点】

(1)完整、详细的实验设计方案必须在实验课的前一周完成，设计方案不合格者将取消实验资格。

(2)实验操作时间必须控制在 1 天以内。

(3)一周后以小组为单位用多媒体汇报实验结果和讨论分析。

实验 2　探究未知传出神经系统药物的扩展性设计试验

【实验目的】

观察未知药物离体家兔小肠平滑肌标本的作用，判断未知药物属于哪一类别。

【实验原理】

家兔小肠平滑肌上存在α、β、M 受体，肾上腺素等能兴奋α、β受体的药物可使小肠平滑肌抑制，蠕动减弱。而乙酰胆碱等可兴奋 M 受体的药物能使小肠平滑肌收缩，蠕动增强，但此作用可被阿托品等 M 受体阻断剂所阻断。一些兴奋性递质、激素或药物可同肌膜 M 受体结合时，通过 G 蛋白在胞质中产生第二信使，引起 Ca^{2+}库中的 Ca^{2+}释出。Ca^{2+}先结合于胞质中一种称为钙调蛋白的特殊蛋白质，后者结合 4 个 Ca^{2+}之后才使肌凝蛋白激酶活化，使 ATP 分解，由此产生的磷酸基结合于横桥并使横桥处于高自由状态。横桥头部与结合位点接触并结合发生了之后的横桥周期，即肌丝滑动。综上可知：M 受体激动剂可使小肠平滑肌收缩；M 受体阻断剂及α、β受体激动剂可使小肠平滑肌舒张。

【实验动物】

家兔。

【扩展性设计要求】

利用离体家兔小肠标本及已知药物，自行设计实验方案、离体小肠平滑肌舒缩功能观察项目及指标，记录实验结果，以鉴别未知药物的类别。

【扩展性设计步骤】

1. 立题　以实验小组为单位，根据以往学习的“离体小肠平滑肌舒缩功能调节因素”相关生理学、药理学及病理生理知识，或查阅有关文献资料，由小组集体酝酿、讨论传出神经系统药物对离体小肠平滑肌舒缩功能的作用，确立鉴别未知传出神经系统药物的给药方案、离体小肠平滑肌舒缩功能观察项目及指标。但是，一定要注意动物实验立题的科学性、目的性和在现有的条件下所具有的可操作性。同时，也提倡实验思路的新颖和独特性。

2. 方案设计的格式与内容　每实验小组在立题基础上，写出动物实验的设计方案。实验设计方案的内容应详细和具可操作性，具体的内容和格式要求如下：①题目；②立题依据(实验的目的、原理)；③实验动物(品种、体重、数量)；④实验器材(型号、规格和数量)与药品(规格、剂型和使用量)，包括特殊仪器与药品需要(器材型号、规格和数量与药品规格、剂型和使用剂量)；⑤实验内容(方法和操作步骤)，以及观察指标；⑥实验观察结果记录表格制作；⑦预期结果；⑧注明参阅文献资料。

【基本药品与器材】

台氏液、25%氨基甲酸乙酯溶液、0.01%乙酰胆碱。哺乳动物手术器械、恒温灌流浴槽、张力传感器、铁支架、双凹夹、烧杯、注射器、兔手术台、BL-420 生物机能信号系统，培养皿，温度计。

【基本实验过程】

(1)将灌流浴槽装好，浴槽盛有 38 ℃台氏液，通入空气供氧(以气泡刚能数清为宜)。

(2)将兔用 25%氨基甲酸乙酯溶液静脉麻醉，背位固定于兔手术台上，剪去上腹部的毛，沿正中线切开腹腔，靠十二指肠附近取出一段 3～4cm 长的小肠，放入台氏液中，用装有台氏液的注射器将肠内容物冲干净，剪去肠系膜。再将肠管剪成 1.5～2.0cm 长的肠段备用。

(3)取离体小肠一段，将肠管两端用线结扎，安装在恒温浴槽中，下端固定于浴槽底部，上端与张力传感器相连，张力传感器与电脑主机 BL-420 面板上的通道 1 相接。适当调节传感器的高度，使其与标本间连线的松紧度合适。

(4)启动电脑，进入 BL-420 生物信号采集与处理软件主界面，在菜单栏选择“实验项目→消化实验→消化道平滑肌生理特性”实验模块。

【注意事项】

(1)在加药前，必须先准备好更换用的 38℃台氏液。

(2)每次加药出现效应后，必须立即更换浴槽内的台氏液，至少 3 次，且保持液面高度相同。待肠段恢复正常活动后再进行下一项实验。

(3)上述各药量系参考剂量，若作用不明显，可增补加药。

【讨论分析】

(1)对实验目的、设计原理进行阐释，实验结果进行总结与归纳。

(2)对实验中出现的各种观察指标变化进行分析，探讨其变化的发生机制。

(3)如实验结果不理想，请分析其失败的原因和提出改进的措施。

【时间节点】

(1)完整、详细的实验设计方案必须在实验课的前 1 周完成，设计方案不合格者将取消实验资格。

(2)实验操作时间必须控制在 1 天以内。

(3)1 周后以小组为单位用多媒体汇报实验结果和讨论分析。

实验 3　探究氯丙嗪和乙酰水杨酸对体温的不同影响的扩展性设计实验

【实验目的】

观察氯丙嗪和乙酰水杨酸对体温的不同影响，并分析其机制。

【实验原理】

氯丙嗪为抗精神失常药，可通过抑制体温调节中枢，使体温调节失灵，体温随环境温度的变化而变化，且氯丙嗪对正常及发热体温均有调节作用。乙酰水杨酸为解热镇痛药，可通过调节发热机体的产热及散热过程，使体温恢复到正常体温调定点 37℃，而对正常体温无影响。

【实验动物】

大鼠或家兔。

【扩展性设计要求】

自行设计影响机体体温调节的不同因素，并确立检测实验动物体温的指标和检测方法，观察氯丙嗪和乙酰水杨酸对体温的不同影响，并分析其影响机制。

【扩展性设计步骤】

1. 立题　以实验小组为单位，根据以往学习的“氯丙嗪和解热镇痛药对体温影响”相关生理学、药理学及病理生理知识，或查阅有关文献资料，由小组集体酝酿、讨论确立可能影响机体体温调节的不同条件(包括药物和改变环境温度等)及体温检测的方法和检测指标。但是，一定要注意动物实验立题的科学性、目的性和在现有的条件下所具有的可操作性。同时，也提倡实验思路的新颖和独特性。

2. 方案设计的格式与内容　每实验小组在立题基础上，写出动物实验的设计方案。实验设计方案的内容应详细和具可操作性，具体的内容和格式要求如下：①题目；②立题依据(实验的目的、原理)；③实验动物(品种、体重、数量)；④实验器材(型号、规格和数量)与药品(规格、剂型和使用量)，包括特殊仪器与药品需要(器材型号、规格和数量与药品规格、剂型和使用剂量)；⑤实验内容(方法和操作步骤)，以及观察指标；⑥实验观察结果记录表格制作；⑦预期结果；⑧注明参阅文献资料。

【基本药品与器材】

氯丙嗪、乙酰水杨酸。注射器、体温计、冰箱等。

【基本实验过程】

(1)记录实验动物正常体温。

(2)实验动物给予氯丙嗪和解热镇痛药。

(3)对实验动物给予不同处理因素。

(4)观察比较给予氯丙嗪或解热镇痛药后，家兔在不同处理因素下的体温变化情况。

【注意事项】

实验时室温要保持恒定。

【讨论分析】

(1)对实验目的、设计原理进行阐释，实验结果进行总结与归纳。

(2)对实验中出现的各种观察指标变化进行分析，探讨其变化的发生机制。

(3)如实验结果不理想，请分析其失败的原因和提出改进的措施。

【时间节点】

(1)完整、详细的实验设计方案必须在实验课的前 1 周完成，设计方案不合格者将取消实验资格。

(2)实验操作时间必须控制在 1 天以内。

(3)1 周后以小组为单位用多媒体汇报实验结果和讨论分析。

实验 4　探究血液凝固影响因素的扩展性设计实验

【实验目的】

探究影响血液凝固过程的多种因素，以加深了解血液凝固基本过程及加速或延缓血液凝固的更多因素。

【实验原理】

血液凝固是一种发生在血浆中由许多因子参与的复杂的生物化学连锁反应过程，可分为三个阶段：凝血酶原激活物形成，凝血酶原激活成凝血酶，纤维蛋白原转变为纤维蛋白。由于激发凝血反应的原因和凝血酶原复合物形成途径的不同，凝血过程可分为内源性和外源性两条途径。采用颈总动脉放血取血，血液几乎未与组织因子接触，其发生的凝血过程基本上可以看作是由血浆中凝血因子启动的内源性凝血。血液凝固过程受许多因素的影响，除凝血因子可直接参与凝血过程外，还可能受接触面光滑度、O_2/CO_2、电刺激、含碘造影剂等其他因素的影响 。

【实验对象】

家兔。

【扩展性设计要求】

自主设计影响血液凝固过程的多种因素，观察指标，记录实验结果。

【扩展性设计步骤】

1. 立题　以实验小组为单位，根据以往学习的“血液凝固影响因素”相关生理学、药理学及病理生理知识，或查阅有关文献资料，由小组集体酝酿、讨论确立影响血液凝固的多种因素(包括各种不同试剂或药物)、血液凝固时观察指标。但是，一定要注意动物实验立题的科学性、目的性和在现有的条件下所具有的可操作性。同时，也提倡实验思路的新颖和独特性。

2. 方案设计的格式与内容　每实验小组在立题基础上，写出动物实验的设计方案。实验设计方案的内容应详细和具可操作性，具体的内容和格式要求如下：①题目；②立题依据(实验的目的、原理)；③实验动物(品种、体重、数量)；④实验器材(型号、规格和数量)与药品(规格、剂型和使用量)，包括特殊仪器与药品需要(器材型号、规格和数量与药品规格、剂型和使用剂量)；⑤实验内容(方法和操作步骤)，以及观察指标；⑥实验观察结果记录表格制作；⑦预期结果；⑧注明参阅文献资料。

【基本药品及器材】

25%氨基甲酸乙酯、3.8%枸橼酸钠液，生理盐水。兔手术器械 1 套，颈动脉插管 1 支，20m1、5ml 注射器，小试管，50m1 小烧杯 2 个，滴管。

【基本实验步骤】

1. 麻醉和固定　用 25% 氨基甲酸乙酯按 4ml/kg 体重注入兔耳缘静脉,待动物麻醉后，仰卧固定在兔台上。

2. 手术　剪去颈前部兔毛，颈部正中切口，分离出一侧颈总动脉，头端用线结扎阻断血流，近心端用动脉夹夹闭动脉，在结扎线下方剪一斜形切口，向心方向插入动脉插管，予以结扎固定，备取血之用。

【注意事项】

(1)放血时，弃去最先流出的血液，以免污染物抗血凝。

(2)判断凝血的标准要一致，一般以倾斜试管 45° 以血液不流为止。

【讨论分析】

(1)对实验目的、设计原理进行阐释，实验结果进行总结与归纳。

(2)对实验中出现的各种观察指标变化进行分析，探讨其变化的发生机制。

(3)如实验结果不理想，请分析其失败的原因和提出改进的措施。

【时间节点】

(1)完整、详细的实验设计方案必须在实验课的前 1 周完成，设计方案不合格者将取消实验资格。

(2)实验操作时间必须控制在 1 天以内。

(3)一周后以小组为单位用多媒体汇报实验结果和讨论分析。

实验 5　探究离体心脏功能影响因素的扩展性设计实验

【实验目的】

探究离体心脏功能的多种因素，观察心脏功能在多种影响因素作用下的变化规律，并分析其机制。

【实验原理】

离体心脏灌注模型是指将动物心脏取出胸腔，连接上一个特定的灌流装置，用相应的缓冲液灌注其冠脉系统，使离体心脏在人工控制的条件下自主跳动或人工起搏下收缩与舒张。大鼠离体心脏模型主要分为两种：主动脉逆行灌注(langendorff)模型和工作心脏模型(working heart)。这种模型的主要优点是不受神经，体液的调节，影响因素少，而且可控性强(如前负荷、后负荷、营养液成分、温度等均可调节)。因此，离体心脏模型广泛运用于医学各领域生理，药理、生化等基础与临床相关科室的研究领域。

【实验动物】

大鼠。

【扩展性设计要求】

运用大鼠离体心脏模型，自行设计影响心脏功能的多种因素，确立心脏功能观察项目或心功能指标，记录实验结果。

【扩展性设计步骤】

1. 立题　以实验小组为单位，根据以往学习的“心脏功能影响因素”的相关生理学、药理学及病理生理知识，或查阅有关文献资料，由小组集体酝酿、讨论确立影响心脏功能的多种因素(包括各种不同理化环境或药物)、心脏功能观察项目及指标。但是，一定要注意动物实验立题的科学性、目的性和在现有的条件下所具有的可操作性。同时，也提倡实验思路的新颖和独特性。

2. 方案设计的格式与内容　每实验小组在立题基础上，写出动物实验的设计方案。实验设计方案的内容应详细和具可操作性，具体的内容和格式要求如下：①题目；②立题依据(实验的目的、原理)；③实验动物(品种、体重、数量)；④实验器材(型号、规格和数量)与药品(规格、剂型和使用量)，包括特殊仪器与药品需要(器材型号、规格和数量与药品规格、剂型和使用剂量)；⑤实验内容(方法和操作步骤)，以及观察指标；⑥实验观察结果记录表格制作；⑦预期结果；⑧注明参阅文献资料。

【基本药品与器材】

戊巴比妥钠，Krebs-Henseleit 缓冲液，主动脉插管，灌流槽，恒温灌流装置，微电极放大器，哺乳动物手术器械，台氏液，BL-420 生物机能信号系统，微操纵器，冷光源，含

95% O_2+5% CO_2混和气体。

【基本实验过程】

1. 主动脉逆行灌注（langendorff，逆行灌注，retrograde perfusion）

（1）取大鼠腹腔注射戊巴比妥钠（50mg/kg）麻醉，舌下静脉注射 1%肝素抗凝（0.5ml/kg）（腹腔注射亦可，5000IU/kg），开胸迅速取出心脏置于 4℃或室温下的 Krebs-Henseleit 缓冲液。

（2）心脏自主收缩与舒张可排出心腔内大部分血液，立即用两个眼科镊持主动脉，接上主动脉插管，此管道通过一调节拴连接入可以调节灌注压的灌注管道。

（3）心尖部挂一个金属小钩连接 BL-420 生物机能信号系统可以测量心率、心功能。整个灌注系统及心脏周围用恒温水浴循环器维持在 37℃左右。

（4）将一与 PE 管连接的水囊由左心房插入左心室，PE 管接压力换能器至 BL-420 生物机能信号系统，调节水囊内压至 5～10mmHg（前负荷），通过水囊可以测定左心室发展压（developed pressure）及 dp/dt。

（5）灌流液储槽内常用 Krebs-Henseleit 缓冲液成分 mmol/L（NaCl 118，KCl 4.7，KH_2PO_4 1.2，$MgSO_2$ 1.2，$CaCl_2$ 2.9，$NaHCO_3$ 25，Glucose 11.0，EDTA 0.5 NaCl-EDTA），灌注液以 95%的 O_2 和 5%的 CO_2 充分饱和，使氧分压维持在 500～550mmHg，二氧化碳分压维持在 36～42mmHg，pH 7.38～7.46，灌注压一般在 90cmH_2O（1cmH_2O=0.098kPa）。

（6）心脏恢复自主心跳后平衡灌注 15min，待心脏跳动平稳后便可开始实验。

（7）在药物实验中，可以将药物直接加入储槽内，或用微电脑输液泵从主动脉根部给药。挥发性药物（如挥发性麻醉药）可以使灌注液在一定浓度下饱和该药物，再行灌注。

Langendorff 灌注最大的优点是简单而且相对稳定（只要灌注压和灌注液恰当）。然而，它不完全符合生理，其本质是主动脉逆行灌注，心脏是空收缩，没有起到泵的作用，而且没有前负荷。将一水囊置于左心室，使心脏有了一些前负荷，另外通过水囊还可以测定左心室发展压（developed pressure）及 dp/dt，但这种模型心脏做功较少，在测定心肌代谢方面还很困难。这是因为水囊大小是固定的，与心室内壁结合不会太紧密，因此，与生理状态下的前负荷相差较远。

2. 工作心脏模型（working heart，顺行灌注，antegrade perfusion）

此模型的最大特点是左心室有了可以调节的前负荷，这样，心脏就能和在体模型一样做功，而且在测量心脏能量代谢和心肌酶谱方面和在体模型接近。

（1）动物及灌流液同 Langendorff 模型，与 Langendorff 模型不同的是，工作心脏模型是一种双灌流装置，它不仅有主动脉灌流系统而且还有左心房灌流系统，主动脉流入道和流出道通过三通连接互相转换，流出道的压力（后负荷）可以通过管道内液平面高度来调节。前负荷可以调节左心房灌注系统储槽的液面高度。

（2）操作的前半部分同 Langendorff 模型，在实行完主动脉逆行灌注后行肺静脉插管入左心房连接左心房灌流系统，结扎固定。

（3）由心尖部向左室插入一充满营养液的 PE 管，连接换能器至 BL-420 生物机能信号系统，可以测量左心室内压变化及心率。

（4）持续主动脉逆行灌流 10min 待心脏搏动平稳后，关闭主动脉流入道，打开主动脉流出道，并开始心房灌流，预灌流 15～20min，待心跳平稳后开始实验。

【注意事项】

(1) 主动脉悬挂结扎的位置不能太深，以免阻塞冠状动脉入口或损伤主动脉瓣造成关闭不全。

(2) 在整个实验过程中要注意保持心脏周围温度在37℃左右，上下波动不超过0.5℃

(3) 灌流液事先要用氧气充分饱和，一般为20～30min。

(4) 灌流液经心脏冠状动脉循环后由冠状静脉窦流入右心房及右心室，最后从肺动脉流出，因此，在操作中如果结扎了肺动脉，会出现右心室迅速膨出的情况。

【讨论分析】

(1) 对实验目的、设计原理进行阐释，实验结果进行总结与归纳。

(2) 对实验中出现的各种观察指标变化进行分析，探讨其变化的发生机制。

(3) 如实验结果不理想，请分析其失败的原因和提出改进的措施。

【时间节点】

(1) 完整、详细的实验设计方案必须在实验课的前1周完成，设计方案不合格者将取消实验资格。

(2) 实验操作时间必须控制在1天以内。

(3) 一周后以小组为单位用多媒体汇报实验结果和讨论分析。

实验6　探究心肌收缩能力影响因素的扩展性设计实验

【实验目的】

探究影响蟾蜍离体心脏心肌收缩力的多种因素，观察在不同影响因素条件下心肌收缩能力的变化规律，并分析其机制。

【实验原理】

心脏正常节律性活动，需要一个合适的理化环境。蟾蜍心脏离体后用理化性质近似于血浆的任氏液灌流，在一定时间内可保持其比较稳定的节律性收缩和舒张，改变任氏液的某些组成成分，心肌收缩能力将发生改变。

【实验对象】

蟾蜍离体心脏。

【扩展性设计要求】

运用蟾蜍离体心脏模型，自行设计并确立影响心肌收缩力的多种因素、心肌收缩力检测指标，记录实验结果。

【扩展性设计步骤】

1. 立题　以实验小组为单位，根据以往学习的“心肌收缩力影响因素”相关知识，或查阅有关文献资料，由小组集体酝酿、讨论确立影响心肌收缩力的多种因素(包括不同理化环境及药物等)、心肌收缩力观察项目及指标。但是，一定要注意动物实验立题的科学性、目的性和在现有的条件下所具有的可操作性。同时，也提倡实验思路的新颖和独特性。

2. 方案设计的格式与内容　每实验小组在立题基础上，写出动物实验的设计方案。实验设计方案的内容应详细和具可操作性，具体的内容和格式要求如下：①题目；②立题依据(实验的目的、原理)；③实验动物(品种、体重、数量)；④实验器材(型号、规格和数量)

与药品（规格、剂型和使用量），包括特殊仪器与药品需要（器材型号、规格和数量与药品规格、剂型和使用剂量）；⑤实验内容（方法和操作步骤），以及观察指标；⑥实验观察结果记录表格制作；⑦预期结果；⑧注明参阅文献资料。

【基本药品及器材】

任氏液。BL-420 生物机能信号系统、张力换能器、三通阀、铁支架、蛙类手术器械、滴管、量筒。

【基本实验步骤】

1. 仪器连接 开启 BL-420 系统、连接好实验装置、将刺激器、刺激电极连于 BL-420 系统、调好选项及相关参数。

2. 标本制备

(1) 取蟾蜍一只，用探针破坏脑和脊髓，依次切开胸部皮肤和胸骨，剪开心包膜充分暴露心脏。

(2) 依次切开胸部皮肤和胸骨，剪开心包膜充分暴露心脏，并于左右主动脉下穿两根线，其中一根打松结备结扎用。然后用剪刀在主动脉上做一“V”形切口，将盛有任氏液的蛙心套管插入主动脉，经主动脉球插入心室，此时，蛙心套管内液面即随心室搏动而上下移动，扎紧松结。

(3) 把蛙心套管固定在胶泥上，使心脏提起，用另一根线在静脉窦下方结扎，沿扎线远端剪断左右主动脉及下腔静脉，制成离体蛙心标本。用吸管吸去套管内的血液，加入任氏液冲洗至灌流液无色，并使液面保持恒定。

(4) 将标本固定在蛙心套管夹上，用蛙心夹夹住心尖连接换能器，并按照图 2-1-1 连接蛙心—张力换能器—BL-420 生物机能信号系统。开机，进入 BL-420 生物机能信号系统显示与处理软件的主界面，打开实验项目，选择“循环实验—蛙心灌流实验”，根据实验项目实验，记录心搏曲线。

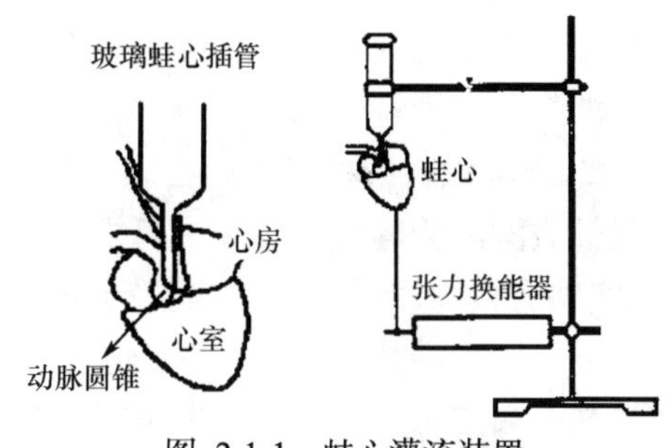

图 2-1-1 蛙心灌流装置

【注意事项】

(1) 冬季做此实验时，可在实验前将蟾蜍放置于 30℃左右的温水中约 10min，避免心率太慢。所用任氏液也可加热到 30℃左右。

(2) 插管时不可硬插，以免戳穿心壁，摘取心脏时切勿伤及静脉窦。

【讨论分析】

(1) 对实验目的、设计原理进行阐释，实验结果进行总结与归纳。

(2) 对实验中出现的各种观察指标变化进行分析，探讨其变化的发生机制。

(3) 如实验结果不理想，请分析其失败的原因和提出改进的措施。

【时间节点】

(1) 完整、详细的实验设计方案必须在实验课的前 1 周完成，设计方案不合格者将取消实验资格。

(2) 实验操作时间必须控制在 1 天以内。

(3) 1 周后以小组为单位用多媒体汇报实验结果和讨论分析。

实验 7　探究动脉血压影响因素的扩展性设计实验

【实验目的】

探究影响动脉血压的多种因素，并分析各种因素的作用机制，以指导临床用药。

【实验原理】

动脉血压主要取决于心排血量和外周血管阻力，因此，凡能影响心排血量和外周阻力的一切因素均能影响动脉血压。心血管活动除受交感、副交感神经支配外，还受血液中化学物质及某些血管活性的影响。

【实验对象】

家兔。

【扩展性设计要求】

自主设计影响动脉血压的多种因素，观察指标，记录实验结果。

【扩展性设计步骤】

1. 立题　以实验小组为单位，根据以往学习的"动脉血压影响因素"相关生理学、药理学及病理生理知识，或查阅有关文献资料，由小组集体酝酿、讨论确立影响动脉血压的多种因素(包括药物、化学物质及血管活性物质等)、动脉血压观察指标。但是，一定要注意动物实验立题的科学性、目的性和在现有的条件下所具有的可操作性。同时，也提倡实验思路的新颖和独特性。

2. 方案设计的格式与内容　每实验小组在立题基础上，写出动物实验的设计方案。实验设计方案的内容应详细和具可操作性，具体的内容和格式要求如下：①题目；②立题依据(实验的目的、原理)；③实验动物(品种、体重、数量)；④实验器材(型号、规格和数量)与药品(规格、剂型和使用量)，包括特殊仪器与药品需要(器材型号、规格和数量与药品规格、剂型和使用剂量)；⑤实验内容(方法和操作步骤)，以及观察指标；⑥实验观察结果记录表格制作；⑦预期结果；⑧注明参阅文献资料。

【基本药品及器材】

25%氨基甲酸乙酯、1%普鲁卡因、0.5% 肝素、生理盐水。BL-420 生物机能信号系统、兔手术台、哺乳动物手术器械、气管插管、动脉夹、动脉插管、血压换能器、保护电极、三通管各一个、输液装置一套、有色丝线、纱布、注射器。

【基本实验步骤】

1. 麻醉固定　用 25% 氨基甲酸乙酯按 1g/kg 体重注入兔耳缘静脉，待动物麻醉后，仰卧固定在兔台上。

2. 手术

(1) 麻醉：取家兔 2 只(A、B)，称重后，由耳缘静脉缓慢注射 25%氨基甲酸乙酯溶液进行全身麻醉(按 4ml/kg)。

(2) 固定：将家兔仰卧位固定于兔台上，剪去颈部正中的毛，以备颈部手术切口。

(3) 气管分离术：麻醉后，用手术刀沿正中线，从甲状软骨处向下至胸骨上缘 5～6cm 做纵向切口，用小号弯钳向下分离。分开颈部正中的肌群后即可看到气管。分离气管并在下面穿一根粗丝线，插管结扎时用。

(4) 颈总动脉分离术：颈总动脉位于气管两侧，分离出气管后，在其两侧可见到搏动的颈总动脉，用眼科镊或小弯钳细心分离出左侧的颈总动脉(游离长度需 3～4cm)，在下面穿细线两根备用。若有颈总动脉的分支，应将分支两端结扎，在其中间剪断。

(5) 颈外静脉分离术：颈外静脉表浅，位于颈部皮下。用手将右侧切口处外翻，将组织轻轻顶起，在胸锁乳头肌外缘，可见到粗大、呈暗紫色的颈外静脉。沿其走向，将右颈外静脉分离出 3～4cm，穿 2 根线备用。

(6) 气管插管术：在甲状软骨下端 0.5～1cm 处，用组织剪沿两个软骨环的间隙剪一约达气管口径一半以上的横切口，再向头侧剪断 2 个气管软骨，使切口呈 "⊥" 形，向下端方向插入气管插管，结扎、固定(为防滑脱，应再将线固定在插管分叉处)。以保持动物呼吸通畅。在剑突下切开皮肤 1～2cm，并将一连有张力换能器的金属小钩挂在浅层肌肉上，张力换能器的另一端输入到 BL-420 系统面板通道 2，以描记正常的呼吸曲线。

(7) 颈总动脉插管术：颈总动脉插管的目的在于测量血压。

1) 插管前，①把先将动脉套管通过压力传感器输入到 BL-420 系统面板 1 通道。打开 BL-420 生物信号显示与处理软件，在菜单栏选择"实验项目→循环实验→兔动脉血压的调节"实验模块，以记录血压。②加压，使导管及动脉套管内充满抗凝液，同时排除管内气泡，并将基础压打到 100mmHg 的水平。

2) 插管并记录血压的变化：用动脉夹夹住左颈总动脉近心端，结扎其远心端，两端间距需 3cm 左右。用左手小拇指或用眼科镊的柄垫起这段游离的动脉，用眼科剪在靠近头端结扎处剪一"V"形小口，将充满抗凝液体的动脉套管头端向心方向插入动脉内，用备好的细线结扎固定，为防止插头滑出，应将结扎线再固定于套管的侧管上。小心打开动脉夹，即可见血液冲进动脉套管。此时即可通过 BL-420 生物信号显示与处理软件记录血压的变化。

(8) 颈外静脉插管术：颈外静脉插管用于注射药液、输血输液。

将静脉周围的结缔组织分离后，用动脉夹夹住游离段的近心端，结扎其远心端，用眼科剪在靠结扎线处剪一小口(约为管径的 1/3 或 1/2)，插入与输液装置相连的充满肝素溶液的塑料导管，进入 3～4cm，结扎固定，打开动脉夹即可注药或输液(注药或输液前应先排除输液管道中的气泡)。为防止发生凝血可慢速滴入生理盐水 5～10 滴/分，只要维持输液通畅即可。

【注意事项】

(1) 小组人员应分工明确，各尽其责，又密切配合。

(2) 给动物全身麻醉时，切勿注药过快，防止动物因呼吸抑制立即死亡。

(3) 手术动作应轻柔，有出血时应及时结扎止血，分离颈总动脉及插管时要特别小心，防止出血。

(4) 动脉套管内宜加少量肝素溶液，以防凝血。

【讨论分析】

(1) 对实验目的、设计原理进行阐释，实验结果进行总结与归纳。

(2) 对实验中出现的各种观察指标变化进行分析，探讨其变化的发生机制。

(3) 如实验结果不理想，请分析其失败的原因和提出改进的措施。

【时间节点】

(1)完整、详细的实验设计方案必须在实验课的前 1 周完成，设计方案不合格者将取消实验资格。

(2)实验操作时间必须控制在 1 天以内。

(3)1 周后以小组为单位用多媒体汇报实验结果和讨论分析。

实验 8　探究大鼠离体主动脉血管功能影响因素的扩展性设计实验

【实验目的】

探究影响离体主动脉血管功能的多种因素，观察血管的收缩与舒张功能在各种因素作用下变化规律，并分析其机制。

【实验原理】

离体主动脉血管张力变化能反应血管的收缩功能与舒张功能的改变，进而提示血管内皮或平滑肌的功能状态。如采用动物疾病模型(如遗传性高血压动物)可以观察到血管内皮或平滑肌功能损伤。

【实验动物】

大白鼠。

【扩展性设计要求】

运用大鼠离体主动脉血管环模型，自行设计与确立影响主动脉血管舒缩功能的多种因素、血管功能观察项目及指标，记录实验结果。

【扩展性设计步骤】

1. 立题　以实验小组为单位，根据以往学习的“血管舒缩功能”的相关生理学、药理学及病理生理知识，或查阅有关文献资料，由小组集体酝酿、讨论确立影响血管舒缩功能的多种因素(包括各种不同理化环境或药物)、血管功能观察项目及指标。但是，一定要注意动物实验立题的科学性、目的性和在现有的条件下所具有的可操作性。同时，也提倡实验思路的新颖和独特性。

2. 方案设计的格式与内容　每实验小组在立题基础上，写出动物实验的设计方案。实验设计方案的内容应详细和具可操作性，具体的内容和格式要求如下：①题目；②立题依据(实验的目的、原理)；③实验动物(品种、体重、数量)；④实验器材(型号、规格和数量)与药品(规格、剂型和使用量)，包括特殊仪器与药品需要(器材型号、规格和数量与药品规格、剂型和使用剂量)；⑤实验内容(方法和操作步骤)，以及观察指标；⑥实验观察结果记录表格制作；⑦预期结果；⑧注明参阅文献资料。

【基本药品与器材】

戊巴比妥钠，Krebs-Henseleit 缓冲液，离体血管灌流槽，恒温灌流装置，微电极放大器，培养皿，哺乳动物手术器械，BL-420 生物机能信号系统，微操纵器，冷光源，含 95% O_2 + 5% CO_2 混合气体等。

【基本实验过程】

1. 血管环制备

(1) 大鼠麻醉后开胸剪除心脏，将肺组织向前翻开剪除，用有齿镊夹住主动脉上端并轻轻提起，在主动脉后方沿胸壁向下剪开结缔组织，分离主动脉，剪除有齿镊夹持而损伤的部位。

(2) 将主动脉放入含有 Krebs-Henseleit 缓冲液的平皿，Krebs-Henseleit 缓冲液成分(mmol/L)：NaCl 118.0，KCl 4.7，$CaCl_2$ 2.5，$MgSO_4$ 1.2，KH_2PO_4 1.2，$NaHCO_3$ 25.0，glucose 11.0，Na_2-EDTA 0.5。

(3) 仔细分离剪除血管外脂肪组织与疏松血管外膜，然后将血管剪成 2～3mm 长的血管环。

(4) 用一不锈钢挂钩将血管环挑起并悬挂于张力换能器上，调整挂钩血管环与另一固定挂钩的距离，然后将血管环穿入另一挂钩，调整血管环在两挂钩间的相对位置，挂钩位置固定后缓慢施加前负荷(静息张力)至 2g(扣除挂钩质量)。

(5) 将挂钩连同血管环浸入含有预平衡缓冲液(37℃)的血管槽，缓冲液持续通以 95%氧气和 5%二氧化碳，使每一血管环在血管槽内的位置相对一致，平衡 40～60min，期间每 10～15min 更换液体一次，待血管张力稳定后可开始实验。

2. 血管收缩舒张功能检测

(1) 以 60mmol/L 氯化钾使血管环平滑肌去极化，反复重复此过程 2 次使血管环收缩达坪值，冲洗。

(2) 重新平衡血管环，再用 1μmol/L 苯肾上腺素预收缩血管，待张力上升并稳定(通常 1μmol/L 苯肾上腺素加入后 10～15min 达平台)后，加入 1μmol/L 乙酰胆碱舒张血管，以检测血管内皮的完整性(或称内皮依赖性血管舒张反应)。

(3) 最大舒张反应大于 80%的血管环可被认为内皮完整，并用于内皮依赖性血管实验。

(4) 去血管内膜的主动脉血管环制备：以直径与血管环相似的细棉签穿入血管腔内，在湿纱布上轻轻来回摩擦血管内腔 3～5 次，或以 PE10 或 PE50 管穿入血管腔内，将血管在湿纱布上轻轻滚动摩擦以去除血管内膜。用苯肾上腺素预收缩血管后再用乙酰胆碱检验血管舒张反应，如血管对乙酰胆碱无舒张反应或呈收缩反应，说明血管去除完全。

【讨论分析】

(1) 对实验目的、设计原理进行阐释，实验结果进行总结与归纳。

(2) 对实验中不同药物使用后的各种观察指标变化进行分析，探讨其变化的发生机制。

(3) 如实验结果不理想，请分析其失败的原因和提出改进的措施。

【时间节点】

(1) 完整、详细的实验设计方案必须在实验课的前 1 周完成，设计方案不合格者将取消实验资格。

(2) 实验操作时间必须控制在 1 天以内。

(3) 1 周后以小组为单位用多媒体汇报实验结果和讨论分析。

附：血管收缩与舒张工具药及其使用浓度

1. 缓冲溶液的配制

(1) Krebs-Henseleit 缓冲溶液的配制：Krebs-Henseleit 溶液为离体血管及离体心脏实验

常用的一种缓冲溶液，按下述固定比例配制后 pH 为 7.4，具体配制试剂及用量(表 2-1-1)。

表 2-1-1　用于离体血管灌注的 Krebs-Henseleit 缓冲液

	Salt	Molecular weight	mmol/L	g/L	g/2L	g/5L
1	NaCl	58.44	118	6.90	13.8	34.5
2	KCl	74.55	4.7	0.35	0.7	1.75
3	$MgSO_4$ anhydrous	120.36	1.2	0.14	0.28	0.7
4	$NaHCO_3$	84.01	25	2.10	4.2	10.5
5	KH_2PO_4	136.09	1.2	0.16	0.32	0.82
6	Glucose.H_2O	198.17	11	2.18	4.36	10.9
7	$CaCl_2$ anhydrous	110.99	2.5	0.28	0.56	1.4
8	EDTA-Na_2	372.24	0.5	0.19	0.38	0.95

(2)高钾收缩溶液的配制：以氯化钾替代原 Kreb-Henseleit 中的部分氯化钾，制成等渗透压的缓冲溶液，用于刺激血管收缩，具体见表 2-1-2。

表 2-1-2　高钾 60mM 收缩液的配制

	Salt	Molecular weight	mmol/L	g/L	g/500ml
1	NaCl	58.44	62.6	3.66	1.83
2	KCl	74.55	60	4.47	2.235
3	$MgSO_4$ anhydrous	120.36	1.2	0.14	0.07
4	$NaHCO_3$	84.01	25	2.10	1.05
5	KH_2PO_4	136.09	1.2	0.16	0.08
6	Glucose.H_2O	198.17	11	2.18	1.09
7	$CaCl_2$ anhydrous	110.99	2.5	0.28	0.14
8	EDTA-Na_2	372.24	0.5	0.19	0.095

实验 9　基于家兔失血休克的扩展性设计实验

【实验目的】

(1)以失血性休克为动物实验平台，在一定的实验条件和范围内，运用所学到的生理学、药理学、病理生理学知识，自主设计不同失血途径、不同程度、不同治疗措施，观察动物失血后各种功能与代谢变化，分析和掌握其发生的主要原因和机制，更好地把理论基础知识与动物实验实践相结合，以提高发现问题和解决问题的能力。

(2)熟悉失血性休克实验相关基本实验操作技能。

【实验原理】

失血可使有效循环血量减少。失血途径和程度不同，对机体影响也不同，少量失血可通过机体的一系列抗损伤措施，使血压不出现明显的降低；当快速失血量过多、过快时，可超出机体的抗损伤能力，导致休克发生。但积极药物治疗措施可有效地改善血流动力学变化和增强机体的抗休克能力。

【实验动物】

家兔。

【扩展性设计要求】

自行设计不同途径、不同程度失血性休克的病理模型，确立实验观察项目及测定指标，完成失血性休克的造病、治疗和死亡的全过程，并观察休克和抗休克时动物的血流动力学变化特点和机体的功能、代谢变化，分析和掌握休克发生和抗休克治疗的主要机制，以及对机体的影响。

【扩展性设计步骤】

1. 立题 以实验小组为单位，根据以往学习的"休克"相关生理学、药理学及病理生理知识，或查阅有关文献资料，由小组集体酝酿、讨论确立失血性休克实验方案(包括不同途径、不同程度的失血、抗休克措施及观察项目和指标)。但是，一定要注意动物实验立题的科学性、目的性和在现有的条件下所具有的可操作性。同时，也提倡实验思路的新颖和独特性。

2. 方案设计的格式与内容 每实验小组在立题基础上，写出动物实验的设计方案。实验设计方案的内容应详细和具有可操作性，具体的内容和格式要求如下：①题目；②立题依据(实验的目的、原理)；③实验动物品种与数量；④实验器材(型号、规格和数量)与药品(规格、剂型和使用量)，包括特殊仪器与药品需要(器材型号、规格和数量与药品规格、剂型和使用剂量)；⑤实验内容(方法和操作步骤)，以及观察指标；⑥实验观察结果记录表格制作；⑦预期结果；⑧注明参阅文献资料。

【基本药品与器材】

25%氨基甲酸乙酯溶液，葡萄糖溶液，生理盐水，肾上腺素，0.7%肝素。兔手术台，电子秤，天平，i-STAT 型血气分析仪，微循环生物信号处理系统，手术器械，动脉插管，气管插管，静脉插管，注射器。

【基本实验过程】

(1)按实验的自行设计方案复制家兔失血性休克模型。

(2)按实验的自行设计方案完成动物实验操作步骤和指标观察。

【讨论分析】

(1)对实验目的、原理进行阐释，实验结果进行总结与归纳。

(2)对实验中出现的各种观察指标变化进行分析，探讨其变化的发生机制。

(3)如实验结果不理想，请分析其失败的原因和提出改进的措施。

【时间节点】

(1)完整、详细的实验设计方案必须在实验课的前 1 周完成，设计方案不合格者将取消实验资格。

(2)实验操作时间必须控制在 1 天以内。

(3)1 周后以小组为单位用多媒体汇报实验结果和讨论分析。

实验 10 基于家兔缺血-再灌注损伤的扩展性设计实验

【实验目的】

(1)以缺血-再灌注为动物实验平台，在一定的实验条件和范围内，运用所学到的生理学、药理学、病理生理学知识，自主设计不同器官的缺血-再灌注模型，观察器官缺血-再灌注后脏器功能与代谢变化，分析和掌握其发生的主要原因和机制，更好地把理论基础知识与动物实验实践相结合，以提高发现问题和解决问题的能力。

(2)熟悉缺血-再灌注实验相关基本实验操作技能。

【实验原理】

随着临床溶栓疗法、动脉搭桥术、断肢再植、器官移植、心脏手术等方法的不断推广应用，人们发现在一定条件下恢复组织器官的血液再灌注后，有部分患者器官功能代谢障碍及结构破坏不但未减轻反而加重，出现了缺血-再灌注损伤。目前认为，缺血-再灌注损伤发生的始动环节是缺血、缺氧导致能量代谢障碍，主要机制是自由基大量产生、细胞内钙超载，以及中性粒细胞活化、无复流现象和高能磷酸化合物生成障碍等。因此，干预和治疗缺血-再灌注损伤的发生是近十多年来研究的热点之一。

【实验动物】

家兔。

【扩展性设计要求】

以家兔缺血-再灌注损伤为自行设计性动物实验平台，在一定的实验条件和范围内，自行设计不同脏器的缺血-再灌注损伤模型，同时采用不同治疗措施的实验方案。

【扩展性设计步骤】

确立家兔缺血-再灌注损伤病理模型的类型及复制方案。

1. 立题　以实验小组为单位、根据以往学习的“缺血-再灌注损伤”相关生理学、药理学及病理生理知识，或查阅有关文献资料、开展集体酝酿、讨论确立缺血-再灌注损伤实验方案(包括缺血-再灌注损伤类型、观察指标和抗再灌注损伤措施等)。但是，一定要注意动物实验立题的科学性，现实性和可操作性，以及实验思路的新颖和独特性。

2. 方案设计的格式与内容　每实验小组在缺血-再灌注损伤实验平台的基础上、依据实验目的编制出动物实验的设计方案。实验设计方案的内容应详细和具可操作性、具体的内容和格式要求如下：①题目；②立题依据(实验的目的、原理)；③实验动物品种与数量；④实验器材(型号、规格和数量)与药品(规格、剂型和使用量)、包括特殊仪器与药品需要(器材型号、规格和数量与药品规格、剂型和使用剂量)；⑤实验内容(方法和操作步骤)以及观察指标；⑥实验观察结果记录表格制作；⑦预期结果；⑧注明参阅文献资料。

【基本药品与器材】

25%氨基甲酸乙酯溶液、葡萄糖溶液、生理盐水、肾上腺素、0.7%肝素、3%戊二醛等。兔手术台、电子秤、天平、BL-420 生物机能信号系统、动物呼吸机、显微镜、酶标仪、低温离心机、电动匀浆机、手术器械、动脉夹、动脉插管、气管插管、注射器。

【基本实验过程】

1. 按实验的自行设计方案复制家兔缺血-再灌注的动物模型

(1)心肌缺血-再灌注模型制备：

1)动物分组与处理：将家兔分成 A、B 动物。A 为缺血-再灌注的对照动物，B 为去甲肾上腺素预处理动物。

2)用 25%氨基甲酸乙酯(5ml/kg)静脉麻醉，固定于兔台。颈部去毛，手术分离气管和右颈总动脉，并进行气管插管和动脉插管。气管插管与呼吸机连接(潮气量 50ml、吸呼比 2∶

1，呼吸频率 40 次/分）；动脉插管与血压换能器连接；四肢连接心电图导联、记录心电图。

3）剪去胸壁左侧被毛，沿胸骨左缘 2～4 肋剪断肋软骨，打开胸腔。开胸后立即行正压呼吸。

4）用眼科剪剪开心包，暴露心脏，用止血钳轻轻提起左心耳，于冠状动脉左支起始部约 2mm 处用缝合针绕其穿一无创缝合线，稳定 15min。然后给予 A 动物静脉注射生理盐水 0.1ml/kg，B 动物静脉注射去甲肾上腺素 0.1ml/kg，各持续 3min。待心率基本稳定后，垫线结扎冠状动脉左支，20min 后松开结扎线，再灌注 30min。

复制模型的可靠性用连续监测之 ECGⅡ导联的变化来判断，以 ST 段抬高为心肌缺血存在，以深大 Q 波出现确定心肌坏死形成（图 2-1-2、图 2-1-3）。

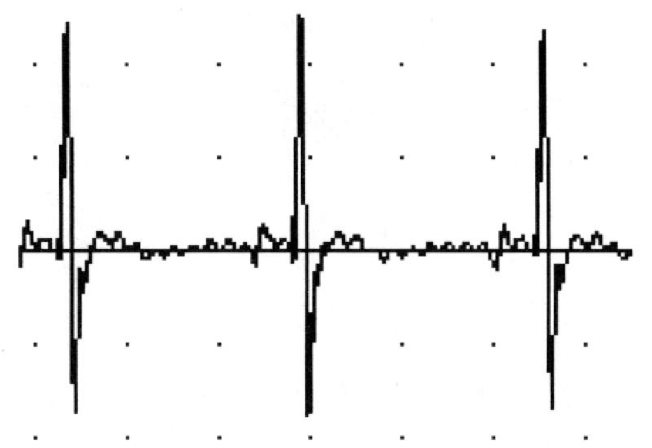

图 2-1-2　正常 ECGⅡ导联

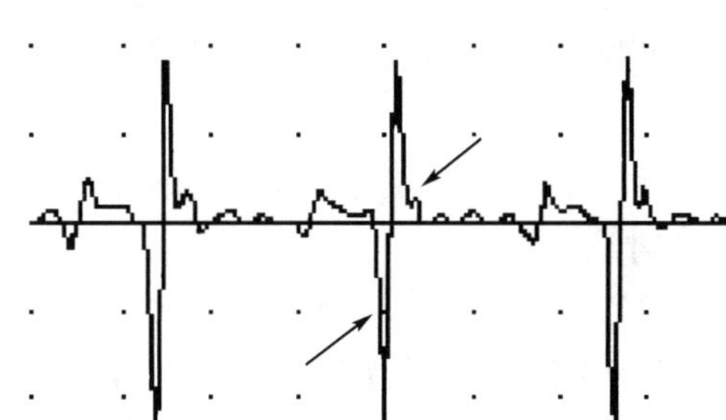

图 2-1-3　缺血-再灌注损伤 ECGⅡ导联

⑵ 肝缺血-再灌注模型制备

1）家兔术前禁食 12h。

2）动物分组与处理 ：将家兔分成 A、B 动物，A 为缺血-再灌注损伤的对照动物，B 为缺血-再灌注损伤的干预与治疗动物。

3）用戊巴比妥钠（3%）30 mg/kg，静脉注射麻醉，固定于兔台。颈部去毛，手术分离气管和右颈总动脉，并进行气管插管和动脉插管。

4）剪去腹部被毛，自腹正中切口入腹，于尾状叶上方用直角钳游离尾状叶与其他叶（左侧叶、左中央叶、右中央叶）之间的管道。用血管钳一并夹住血管和胆管。钳夹后尾状叶保持原色不变，其他肝叶可见色变成暗黄紫色，10min 后可见肝略为肿胀。与尾状叶完全不同。钳夹 15min 后松开血管钳，待肝脏颜色恢复原色（转红）即为再灌注，关腹。然后分别干预和观察。

⑶ 肾缺血-再灌注模型制备：

1）动物分组与处理 ：将家兔分成 A、B 动物，A 为缺血-再灌注损伤的对照动物，B 为缺血-再灌注损伤的干预与治疗动物。

2）用戊巴比妥钠（3%）30mg/kg，静脉注射麻醉，固定于兔台。颈部去毛，手术分离气管和右颈总动脉，并进行气管插管和动脉插管。

3）剪去腹部被毛，自腹正中切口入腹。摘除左侧肾脏（注意血管结扎与止血），取下的左肾下极组织放入 3%戊二醛中固定。找到右侧肾脏的肾动脉，分离肾动脉和夹闭血流 1h，松开夹子恢复血液再灌注。术后 6h 击昏动物，取右肾下极组织放入 3%戊二醛中固定。

⑷ 肠缺血-再灌注模型制备：

1）动物分组与处理 ：将家兔分成 A、B 动物，A 为缺血-再灌注损伤的对照动物，B 为缺血-再灌注损伤的干预与治疗动物。

2）用戊巴比妥钠（3%）30mg/kg，静脉注射麻醉，固定于兔台。颈部去毛，手术分离气管和右颈总动脉，并进行气管插管和动脉插管。

3）剪去腹部被毛，腹中线自剑突下 1.5cm 起向下做 5cm 长切口。打开腹腔，用纱布将内脏轻轻地向左推移，见到右肾门垂直向腹主动脉处，于左侧肾上腺右上方找到横向行走的肠系膜上动脉，并分离出肠系膜上动脉（避免误伤静脉），用缝合针绕其穿一无创稍粗的缝合线备用。动物稳定 15min 后，结扎细线 1h 造成肠缺血（注意不要打死结），松开结扎线恢复其血流即再灌注。

2. 按实验的自行设计方案完成动物实验操作步骤和指标观察。

【注意事项】

（1）熟悉家兔正常生理指标值（见附录表 1）。

（2）移动内脏时动作要轻柔，不要过度牵拉损伤肠管，脏器不能移出腹腔外，并用纱布盖好切口。

（3）实验过程不得危害人体健康和污染环境。

【讨论分析】

（1）对实验目的、原理进行阐释、实验结果进行总结与归纳。

（2）对实验中出现的各种观察指标变化进行分析、探讨其变化的发生机制。

（3）如实验结果不理想、请分析其失败的原因和提出改进的措施。

【时间节点】

（1）完整、详细的实验设计方案必须在实验课的前 1 周完成、设计方案不合格者将取消实验资格。

（2）实验操作时间必须控制在 1 天以内。

（3）1 周后以小组为单位用多媒体汇报实验结果和讨论分析。

实验 11　探究不同血糖及各类降糖药对心肌缺血-再灌注损伤影响的扩展性设计实验

【实验目的】

探究不同血糖条件及各类降糖药心肌缺血-再灌注损伤的影响，并分析其作用原理。

【实验原理】

机体器官的缺血-再灌注的损伤是临床手术时经常面临的问题。临床上有许多糖尿病患者同时好发心肌梗死等心脏疾病。因此，不可避免地要考虑血糖浓度与对心肌缺血-再灌注损伤的影响。因此，观测不同血糖条件对心肌缺血-再灌注损伤的影响，对减轻临床糖尿病患者缺血-再灌注损伤有重要意义。

【实验动物】

大鼠。

【扩展性设计要求】

以大鼠缺血-再灌注损伤为自行设计性动物实验平台，自行设计不同血糖条件及不同药物干预措施，确立心肌缺血-再灌注损伤的观察项目及观察指标，并记录实验结果。

【扩展性设计步骤】

1. 立题　以实验小组为单位，根据以往学习的“心肌缺血-再灌注损伤”相关生理学、药理学及病理生理知识，或查阅有关文献资料，由小组集体酝酿、讨论确立不同血糖条件(包括不同血糖浓度、各类影响血糖的药物或活性物质)、心脏功能观察项目及指标。但是，一定要注意动物实验立题的科学性、目的性和在现有的条件下所具有的可操作性。同时，也提倡实验思路的新颖和独特性。

2. 方案设计的格式与内容　每实验小组在立题基础上，写出动物实验的设计方案。实验设计方案的内容应详细和具可操作性，具体的内容和格式要求如下：①题目；②立题依据(实验的目的、原理)；③实验动物(品种、体重、数量)；④实验器材(型号、规格和数量)与药品(规格、剂型和使用量)，包括特殊仪器与药品需要(器材型号、规格和数量与药品规格、剂型和使用剂量)；⑤实验内容(方法和操作步骤)，以及观察指标；⑥实验观察结果记录表格制作；⑦预期结果；⑧注明参阅文献资料。

【基本药品及器材】

3%戊巴比妥钠溶液、稀肝素(125IU/ml)、25%葡萄糖。BL-420 生物机能信号系统、小动物手术器械 1 套、小拉钩 1 副、小动物人工呼吸机、小动物手术台、电烧灼器及其配件、气管插管、左心室导管、充气硅胶管(直径 3mm，长 2cm)、血糖仪。

【基本实验步骤】

制备大鼠心肌缺血-再灌注损伤模型

(1)将健康雄性大鼠称体重后腹腔注射 3%戊巴比妥钠(45mg/kg 体重)麻醉，仰卧固定在小动物手术台上，用 BL-420 生物机能信号系统标准肢体Ⅱ导联连接心电图记录大鼠心电图。

(2)去除大鼠颈前手术部位被毛，做一长约 2.5cm 的颈前正中切口，分离气管，插入气管插管，用小动物人工呼吸机。

(3)分离右侧颈总动脉，下穿两根线结扎线，结扎远心端后用小动脉夹夹紧近心端，在靠近结扎处以 45° 夹角剪开颈总动脉的 1/3～1/2，插入直径 0.5～0.8mm 的聚乙烯左心室插管(预先充满稀肝素)，用另一根结扎线结扎固定，然后松开动脉夹，将导管缓缓插入左心室，双重结扎固定，导管另一端经压力换能器与 BL-420 生物机能信号系统相连，以测定多项心功能指标(如 LVP、LVEDP 和$\pm dp/dt_{max}$)。

(4)在胸骨左侧旁约 0.5cm 处用电烧灼器从第 3～5 肋纵行切开皮肤与肌层，自切口处开胸，立即接通小动物人工呼吸电源，做正压人工通气(吸室内空气，通气量为 2ml/100g 体重，频率为 60～70 次/分)。

(5)剪开心包，暴露心脏，以左冠状静脉主干为标志，在左心耳根部下方 2mm 处进针，用 5-0 线从左冠状动脉的左侧进针，在穿过左冠状动脉下方的心肌表层后在肺动脉圆锥旁出针，将心脏放回原位，待心电图恢复稳定 10min 后描记正常心电图及心功能指标。

(6)结扎冠状动脉，结扎时将充气硅胶管置于结扎线与血管之间，利用充气硅胶管的弹性压迫使冠状动脉闭塞 5min，在冠状动脉闭塞期间，每分钟记录一次心电图和心功能指标。

(7)在结扎冠状动脉 5min 后松开结扎线解除闭塞，恢复灌流 10min，动态记录恢复灌流后心电图及心功能指标(即在解除结扎后 0、10s、20s、30s、60s 及 2min、4min、6min、8min、10min 记录各项指标)，观察心律失常的出现类型(异位节律、室上性心动过速、心室颤动)、出现时间及动物是否死亡。持续缺血组除不结扎冠状动脉外，其余均与缺血-再灌注组相同。

【注意事项】

(1)应分工明确，各尽其责，又密切配合。

(2)全身麻醉时，切勿注药过快，防止动物因呼吸抑制立即死亡。

(3)分离颈总动脉及插管时要特别小心，防止出血。

(4)动脉套管内宜加少量肝素溶液，以防凝血。

(5)手术动作应轻柔，有出血时应及时结扎止血。

【讨论分析】

(1)对实验目的、设计原理进行阐释，实验结果进行总结与归纳。

(2)对实验中出现的各种观察指标变化进行分析，探讨其变化的发生机制。

(3)如实验结果不理想，请分析其失败的原因和提出改进的措施。

【时间节点】

(1)完整、详细的实验设计方案必须在实验课的前 1 周完成，设计方案不合格者将取消实验资格。

(2)实验操作时间必须控制在 1 天以内。

(3)1 周后以小组为单位用多媒体汇报实验结果和讨论分析。

实验 12　探究离体肠道平滑肌运动效应的影响因素及机制的扩展性设计实验

【实验目的】

探究影响家兔离体肠平滑肌运动效应的多种因素，观察离体肠平滑肌运动功能在各种因素作用下的变化规律，并分析其机制。

【实验原理】

消化道由平滑肌组成，平滑肌的特性与骨骼肌和心肌有所不同，它具有自动节律性、紧张性、较大的伸展性，以及对化学物质、温度和牵张刺激较为敏感，这些因素发生改变可使消化道平滑肌表现出不同的反应。此外，消化道平滑肌分布有胆碱能 M 受体，可受到 M 受体的激动剂或阻断剂的兴奋或抑制。

【实验动物】

家兔。

【扩展性设计要求】

运用家兔离体肠平滑肌模型，自行设计影响肠平滑肌运动效应的多种因素、确立肠平滑肌运动效应观察项目或指标，并记录实验结果。

【扩展性设计步骤】

1. 立题　以实验小组为单位，根据以往学习的“肠平滑肌运动效应的影响因素”相关生理学、药理学及病理生理知识，或查阅有关文献资料，由小组集体酝酿、讨论肠平滑肌运动效应的多种因素(包括各种不同理化环境或药物)、肠平滑肌运动效应观察项目及指标。但是，一定要注意动物实验立题的科学性、目的性和在现有的条件下所具有的可操作性。同时，也提倡实验思路的新颖和独特性。

2. 方案设计的格式与内容　每实验小组在立题基础上，写出动物实验的设计方案。实验设计方案的内容应详细和具可操作性，具体的内容和格式要求如下：①题目；②立题依据(实验的目的、原理)；③实验动物(品种、体重、数量)；④实验器材(型号、规格和数量)与药品(规格、剂型和使用量)，包括特殊仪器与药品需要(器材型号、规格和数量与药品规格、剂型和使用剂量)；⑤实验内容(方法和操作步骤)，以及观察指标；⑥实验观察结果记录表格制作；⑦预期结果；⑧注明参阅文献资料。

【基本药品与器材】

台氏液，25%氨基甲酸乙酯溶液。哺乳动物手术器械，恒温灌流浴槽，张力传感器，铁支架，双凹夹，烧杯，注射器，兔手术台，BL-420 生物机能信号系统，培养皿，温度计。

【基本实验过程】

制备家兔离体肠平滑肌模型。

(1)将灌流浴槽装好，浴槽盛有 38℃台氏液，通入空气供氧(以气泡刚能数清为宜)。

(2)将兔用 25%氨基甲酸乙酯溶液静脉麻醉，背位固定于兔手术台上，剪去上腹部的毛，沿腹正中线切开腹腔，靠十二指肠附近取出一段 3～4cm 长的小肠，放入台氏液中，用装有台氏液的注射器将肠内容物冲干净，剪去肠系膜。再将肠管剪成 1.5～2.0cm 长的肠段备用。

(3)取离体小肠一段，将肠管两端用线结扎，安装在恒温浴槽中，下端固定于浴槽底部，上端与张力传感器相连，张力传感器与电脑主机 BL-420 生物机能信号系统通道 1 相接。适当调节传感器的高度，使其与标本间连线的松紧度合适。

(4)启动电脑，进入 BL-420 生物信号采集与处理软件主界面，在菜单栏选择“实验项目→消化实验→消化道平滑肌生理特性”实验模块。

【观察项目】

自行设计影响离体肠道平滑肌运动效应的多种因素、观察项目及观察指标。

【注意事项】

(1)变换台氏液条件时，必须先准备好更换用的 38℃台氏液。

(2)每次出现效应后，必须立即更换浴槽内的台氏液，至少 3 次，且保持液面高度相同。待肠段恢复正常活动后再进行下一项实验。

【讨论分析】

(1)对实验目的、设计原理进行阐释，实验结果进行总结与归纳。

(2)对实验中出现的各种观察指标变化进行分析，探讨其变化的发生机制。

(3)如实验结果不理想，请分析其失败的原因和提出改进的措施。

【时间节点】

(1)完整、详细的实验设计方案必须在实验课的前 1 周完成，设计方案不合格者将取消实验资格。

(2)实验操作时间必须控制在 1 天以内。

(3)1 周后以小组为单位用多媒体汇报实验结果和讨论分析。

实验 13　探究尿生成影响因素的扩展性设计实验

【实验目的】

(1)综合复习哺乳类动物急性实验的常规操作，掌握输尿管插管技术。

(2) 观察和分析某些重要的神经、体液和其他因素对尿生成量的影响。

【实验原理】

正常情况下，机体的尿液生成的量保持相对恒定。在神经、体液和某些因素的作用下，尿液生成量会发生相应的改变，以适应内外环境的变化。

【实验对象】

家兔。

【扩展性设计要求】

自主设计影响尿生成的多种因素(如神经、体液及药物)，观察指标，并记录实验结果。

【扩展性设计步骤】

1. 立题 以实验小组为单位，根据以往学习的“尿生成的影响因素”相关生理学、药理学及病理生理知识，或查阅有关文献资料，由小组集体酝酿、讨论确立影响尿生成的多种因素(包括不同的神经、体液环境及各种药物等)、肾脏功能观察项目及指标。但是，一定要注意动物实验立题的科学性、目的性和在现有的条件下所具有的可操作性。同时，也提倡实验思路的新颖和独特性。

2. 方案设计的格式与内容 每实验小组在立题基础上，写出动物实验的设计方案。实验设计方案的内容应详细和具可操作性，具体的内容和格式要求如下：①题目；②立题依据(实验的目的、原理)；③实验动物(品种、体重、数量)；④实验器材(型号、规格和数量)与药品(规格、剂型和使用量)，包括特殊仪器与药品需要(器材型号、规格和数量与药品规格、剂型和使用剂量)；⑤实验内容(方法和操作步骤)，以及观察指标；⑥实验观察结果记录表格制作；⑦预期结果；⑧注明参阅文献资料。

【基本药品及器材】

25%氨基甲酸乙酯、生理盐水、1250U/ml 肝素、1∶10 000 去甲肾上腺素、20%葡萄糖、呋塞米、垂体后叶素等。

哺乳动物手术器械、计滴器、兔板、注射器、手术照明灯、纱布、动脉夹、动脉插管、气管插管、输尿管插管、细塑料管、刺激保护电极。

【基本实验步骤】

1. 麻醉与手术 取家兔一只称重，耳缘静脉注射 25%氨基甲酸乙酯 4ml/kg。待全身麻醉后，将家兔仰卧固定在手术台上。耳缘静脉(用动脉夹固定)连接生理盐水输液装置，以备静脉给药。

2. 手术 将已麻醉的家兔背位固定于手术台上。下腹部备皮。在耻骨联合上缘向上沿正中线做约 5cm 长的皮肤切口，沿腹白线剪开腹壁，找出膀胱。然后在膀胱三角区做一荷包缝合，在缝合中心做一切口。插入膀胱套管(该套管的末端接有橡皮管，用肠钳夹住橡皮管)，膀胱套管应对准两侧输尿管出口，收紧荷包缝合线，结扎固定套管。松开肠钳，尿液便从橡皮管口滴出，轻轻将膀胱连同膀胱套管回纳腹腔。用盐水纱布覆盖切口。准备好后观察每分钟尿液滴数。

【注意事项】

(1) 手术操作轻，勿误扎输尿管损伤膀胱。

(2) 尽量保存膀胱中尿液，有尿流出方可进行实验。

(3) 无尿流出，先检查尿路是否通畅，如通畅，可用呋塞米利尿，等尿量稳定后进行实验。

(4) 本实验也可不做荷包缝合，直接用两把小止血钳在膀胱壁选一血管较少区域，对夹切口，插入膀胱套管，结扎即可。

【讨论分析】

(1)对实验目的、设计原理进行阐释，实验结果进行总结与归纳。

(2)对实验中出现的各种观察指标变化进行分析，探讨其变化的发生机制。

(3)如实验结果不理想，请分析其失败的原因和提出改进的措施。

【时间节点】

(1)完整、详细的实验设计方案必须在实验课的前1周完成，设计方案不合格者将取消实验资格。

(2)实验操作时间必须控制在1天以内。

(3)1周后以小组为单位用多媒体汇报实验结果和讨论分析。

实验14　探究阿莫西林肾清除率影响因素的扩展性设计实验

【实验目的】

探究影响阿莫西林肾清除率的多种因素，观察各种因素对阿莫西林肾清除率的影响，以期指导临床用药。

【实验原理】

阿莫西林为半合成广谱青霉素类药，其半衰期约为61.3min。阿莫西林主要由肾排泄，测定其肾清除率在很大程度上可判断它在体内的衰减情况，对临床用药也有一定的指导意义。分光光度法是当某一确定波长的单色平行光透过某一测定溶液时，会发生光吸收现象，被吸收的光量与溶液的浓度、溶液的层厚度以及入射光的强度等因素有关。利用这种方法可测量尿液中阿莫西林的浓度。

【实验对象】

家兔。

【扩展性设计要求】

自主设计影响阿莫西林肾清除率的多种因素(如多种药物)，观察指标，记录实验结果。

【扩展性设计步骤】

1. 立题　以实验小组为单位，根据以往学习的“药物肾清除率影响因素”相关生理学、药理学及病理生理知识，或查阅有关文献资料，由小组集体酝酿、讨论确立影响阿莫西林肾清除率的多种因素(包括各种药物及不同的体液环境等)、肾脏功能观察项目及指标。但是，一定要注意动物实验立题的科学性、目的性和在现有的条件下所具有的可操作性。同时，也提倡实验思路的新颖和独特性。

2. 方案设计的格式与内容　每实验小组在立题基础上，写出动物实验的设计方案。实验设计方案的内容应详细和具可操作性，具体的内容和格式要求如下：①题目；②立题依据(实验的目的、原理)；③实验动物(品种、体重、数量)；④实验器材(型号、规格和数量)与药品(规格、剂型和使用量)，包括特殊仪器与药品需要(器材型号、规格和数量与药品规格、剂型和使用剂量)；⑤实验内容(方法和操作步骤)，以及观察指标；⑥实验观察结果记录表格制作；⑦预期结果；⑧注明参阅文献资料。

【基本药品及器材】

阿莫西林。兔用手术器械一套、分光光度计、细塑料管、量杯、棉线、纱布。

【基本实验步骤】

1 麻醉固定 用 25%氨基甲酸乙酯按 1g/kg 体重注入兔耳缘静脉，待动物麻醉后，仰卧固定在兔台上。耳缘静脉(用动脉夹固定)连接生理盐水输液装置，以备静脉给药。

2. 手术 下腹部备皮。在耻骨联合上缘向上沿正中线做约 5cm 长的皮肤切口，沿腹白线剪开腹壁，找出膀胱。直接用两把小止血钳在膀胱壁选一血管较少区域，在区域中心做一切口，对夹切口，插入膀胱套管，结扎固定套管。松开止血钳，尿液便从橡皮管口滴出，轻轻将膀胱连同膀胱套管回纳腹腔。用盐水纱布覆盖切口。准备好后观察每分钟尿液滴数，然后按观察项目实验。

【注意事项】

(1)手术操作轻，勿误扎输尿管损伤膀胱。

(2)尽量保存膀胱中尿液，有尿流出方可进行实验。

(3)无尿流出，先检查尿路是否通畅，如通畅，可用呋塞米利尿，等尿量稳定后进行实验。

【讨论分析】

(1)对实验目的、设计原理进行阐释，实验结果进行总结与归纳。

(2)对实验中出现的各种观察指标变化进行分析，探讨其变化的发生机制。

(3)如实验结果不理想，请分析其失败的原因和提出改进的措施。

【时间节点】

(1)完整、详细的实验设计方案必须在实验课的前 1 周完成，设计方案不合格者将取消实验资格。

(2)实验操作时间必须控制在 1 天以内。

(3)1 周后以小组为单位用多媒体汇报实验结果和讨论分析。

实验 15 基于家兔为实验对象的多学科整合性扩展性设计实验

【实验目的】

(1)以哺乳动物家兔为实验对象、依托实验系统、多参数多器官系统实验同时开展、进行多功能学科(正常生理、病理生理和药理)的整合性实验。

(2)在扩展实验中同时采样记录动物的心血管系统、呼吸系统、泌尿系统等多系统参数，各系统参数的有机组合，辅以各种实验手段和措施(如人为建立病理模型、病理模型的药物治疗等)，可明确所设计课题中动物的正常生理过程、病理变化和药物治疗效果。

【实验原理】

疾病的发生必然伴随着相应的生理过程的变化。生物机能信号系统使多参数同步记录的可能得以实现。记录此生理参数、可直观地反映机体从正常生理情况转变为病理生理的过程，以及反映药物对疾病的治疗情况。

【实验动物】

家兔或大白鼠。

【扩展性设计要求】

自行设计机能学多学科(正常生理、病理生理和药理)的整合性实验。确立实验模型(离体、在体)、实验观察及记录指标(记录动物的心血管系统、呼吸系统、泌尿系统等多系统参数)、各种实验手段和治疗措施，以明确所设计课题中动物的正常生理过程、病理变化和药物治疗效果。

【扩展性设计步骤】

1. 立题　以实验小组为单位，根据以往学习的生理学、药理学及病理生理相关知识，或查阅有关文献资料，由小组集体酝酿、讨论确立多器官系统、多参数整合实验的基本方案(模型建立、药物干预等)及综合性观察项目和指标。但是，一定要注意动物实验立题的科学性、目的性和在现有的条件下所具有的可操作性。同时，也提倡实验思路的新颖和独特性。

2. 方案设计的格式与内容　每实验小组在立题基础上，写出动物实验的设计方案。实验设计方案的内容应详细和具可操作性，具体的内容和格式要求如下：①题目；②立题依据(实验的目的、原理)；③实验动物(品种、体重、数量)；④实验器材(型号、规格和数量)与药品(规格、剂型和使用量)，包括特殊仪器与药品需要(器材型号、规格和数量与药品规格、剂型和使用剂量)；⑤实验内容(方法和操作步骤)，以及观察指标；⑥实验观察结果记录表格制作；⑦预期结果；⑧注明参阅文献资料。

【基本药品与器材】

基础实验中用于家兔实验的所有药品和器械。

【基本实验过程】

根据设计实验的步骤而变化。

【附录及注意事项】

(1)家兔正常生理指标(见附录表1)。

(2)所需参数参见相应的基础实验。

(3)仪器连接参见各相应参数记录时的实验。

(4)实验过程不得危害人体健康和污染环境。

【讨论分析】

(1)对实验目的、原理进行阐释、实验结果进行总结与归纳。

(2)对实验中出现的各种观察指标变化进行分析、探讨其变化的发生机制。

(3)如实验结果不理想、请分析其失败的原因和提出改进的措施。

【时间节点】

(1)完整、详细的实验设计方案必须在实验课的前1周完成、设计方案不合格者将取消实验资格。

(2)实验操作时间必须控制在1天以内。

(3)1周后以小组为单位用多媒体汇报实验结果和讨论分析。

第二章　自行设计性实验

自行设计性实验是指在教师的指导下，学生通过在一段时间内对文献进行复习与查阅，寻找同学感兴趣的研究内容，自行设计性实验方案，完成实验操作，观察和分析实验结果、实验课题汇报等全过程。自行设计性实验持续时间较长，为 1～2 个学期。在自行设计性实验过程中、学生可以充分地利用实验室或教研室提供的电生理学、血流动力学、呼吸力学、细胞生物学和分子生物学等仪器设备。同时，进一步培养了学生的开拓与创新精神、养成良好的科学精神和严谨务实的科学作风。

一、自行设计性实验的基本要素

1. 受试对象　又称实验对象，是处理因素作用的客体，根据研究目的确定的研究总体。

2. 处理因素　根据研究目的确定的欲施加或欲观察的，并能引起受试对象直接或间接效应的因素，包括主动施加的因素和客观存在的因素两类。

3. 实验效应　处理因素作用于受试对象的反应和结局，通过观察指标来体现。

(1) 观察指标应具备的特点

1) 客观性：即选用易于量化的、经过仪器测量和检验而获得的客观指标。

2) 精确性：实验效应指标要求既准确又精密。

3) 特异性：选用能反映某一特定现象且不与其他现象相混淆的指标。

4) 灵敏性：能根据实验要求相应显示出微小的变化。它是由实验方法和仪器的灵敏度共同决定的。如果灵敏性差，常常得到假阴性结果。

(2) 指标观察的方法　实验指标的观察方法为盲法观察，包括单盲、双盲及三盲法。盲法观察可避免因实验效应的观察具有偏性，而影响结果的比较和分析。

二、自行设计性实验的基本原则

自行设计性实验的基本原则为随机、重复及对照的原则。

1. 随机原则　每个受试对象都有同等的机会被抽取或分到不同的实验组或对照组，防止因抽样误差造成实验结果不准确。

(1) 随机的内容：随机应贯穿于整个实验设计和实施的全过程，包括抽样的随机、分组的随机及实验顺序的随机。

(2) 随机化的方法：抽签法、投掷硬币法、抓阄法、摸球法及随机数字表法。

2. 重复原则　在相同实验条件下进行多次研究或多次观察，以提高实验的可靠性和科学性。重复原则包括：①整个实验的重复；②多个受试对象进行重复；③同一受试对象的重复观察。

3. 对照原则　为避免非实验因素造成的干扰，设立对照组以消除无关因素。即从实验组与对照组两组效应指标的数据差别中，找到实验因素的本质所在。

(1)常见的对照形式：①安慰剂对照；②空白对照；③实验对照；④自身对照；⑤标准对照。

(2)对照要求：对照应符合“齐同对比”的原则，即除了被研究的药物不同外，其他实验条件应尽量相同。

三、自行设计性实验的基本步骤

(一)文献查阅、综述写作

1. 文献查阅

(1)以实验小组为单位，根据已学的基础知识和近期将要学习的知识，利用图书馆专业期刊及互联网查阅相关的文献资料，提出各自感兴趣的研究方向和内容。

(2)在教师的指导下，经过小组集体酝酿、讨论、凝练一个共同的研究目标与内容。

2. 综述写作

(1)围绕一个共同的研究目标与内容，通过小组内成员的答辩与讨论产生综述写作的主笔同学，并合理分配每个同学在查阅文献与综述写作中的任务。

(2)通过文献查阅，了解本研究内容的国内外现状，写出实验课题的背景综述或文献综述(包括涉及研究所需的材料、设计与实验方法)。

(3)在文献查阅过程中，每个小组需定期进行文献阅读汇报会(2～3 次)，加深对课题的研究方向的理解和把握，增强自主学习和终生学习的能力。

(4)在完成背景综述或文献综述基础上、确定研究方向中的某个论点或热点、由 1～2 个同学主笔完成发表综述的写作。

(5)发表综述应严格按照刊物的要求进行撰写，力争公开发表。

(二)立题与课题标书

1. 立题

(1)经过小组集体酝酿、讨论，确立一个既有科学性又有一定创新的课题。

(2)指导老师对课题的目的性、科学性、先进性、创新性和可行性进行初审，必要时可通过预实验进行实验方案论证。

2. 课题标书

(1)明确课题研究的目的、意义和研究内容，了解国内外研究现状、水平和发展趋势。

(2)制定较为清晰的研究方法、技术路线、时间接点和可行性分析。

(3)课题组长应组织小组成员在老师指导下，按照医学院大学生科学研究基金项目的要求完成课题标书填写任务。

(三)实验方案设计

1. 方案设计

(1)方案设计原则：在立题基础上，依据文献资料和预实验结果认真地按照规定的格式写出实验操作的设计方案。设计方案的内容应详细并具可操作性。

(2)具体格式要求

1) 题目、班级、设计者。

2) 立题依据(研究的目的、意义以及欲解决的问题和国内外研究现状)。

3) 实验动物或细胞的品系、规格和数量。

4) 实验器材与试剂：器材名称、型号、规格和数量；药品或试剂的名称、规格、剂型和使用量，包括特殊仪器与药品需要。

5) 实验方法与操作步骤：包括实验的技术路线、实验的进程安排、每个研究项目的具体操作过程，以及设立的观察指标和指标的检测手段。

6) 实验日程安排与进度的控制节点。

7) 观察结果的记录表格制作。

8) 预期结果。

9) 可能遇到的困难、问题及解决的措施。

2. 实验准备　根据实验的设计方案列出实验所需的动物、细胞株、器械、药品、试剂等预算清单、在实验前 2 周提交指导老师。对一些特殊药品或试剂应列出供应商的公司名称。

(四) 开题报告

(1) 由医学院组织开题报告，邀请相关领导和专家参加评审。

(2) 课题小组应在组长领导下，选好主汇报人，做好多媒体汇报材料，同时小组每个成员都要积极做好准备，接受其他同学、专家和领导的询问。

(3) 开题报告后，应认真总结、发现问题和修正方案。

(五) 预实验、结果分析、正式实验

1. 预实验

(1) 按照实验设计方案和操作步骤，认真进行预实验。

(2) 实验过程中做好各项实验的原始记录。

2. 结果分析

(1) 应及时整理实验结果，发现和分析预实验中存在的问题和改进与调整的实验方案。

(2) 当实验出现与预期结果不同时应及时向指导老师进行汇报。

(3) 如果指导老师认为预实验已基本达到目的和要求时，可不再进行正式实验。

3. 正式实验操作

(1) 依据修改后的实验设计方案和操作流程认真地进行正式实验。

(2) 做好各项实验的原始记录，及时整理分析实验数据。

(3) 对一些实验试剂成本昂贵，实验操作难度较大，以及环境不允许的实验可由教师亲自完成。

(六) 论文撰写

(1) 在认真完成实验数据的整理与分析后、按照医学院校的学报格式进行论文撰写。

(2) 实验小组的每个成员按照自己对实验数据的认识，以及对本课题研究意义的不同思考，可独立完成一篇论文撰写。实验小组在讨论后应共同完成一篇论文撰写。

(3) 根据老师要求时间节点上交论文，力争公开发表。

（七）课题汇报

(1) 在指导老师修改下，小组每个成员共同完成多媒体制作，做好论文答辩准备工作。

(2) 实验小组通过协商产生一名同学作为主答辩人，其他同学共同参与，组成论文答辩队。

(3) 在论文答辩过程中，应体现实事求是，尊重实验结果和良好的科学态度，以及缜密的思维模式和优秀的表达艺术。

(4) 由指导老师和专家组成的答辩委员会及其他同学将对研究论文汇报结果进行提问。并由答辩委员会对整个研究课题的科学性、先进性、创新性、论文撰写、汇报的表达能力进行综合打分，给出最终成绩。

四、自行设计性实验题目

1. 饮食控制对 AD 大鼠学习、记忆能力的影响
2. *Nm23-H1* 基因对宫颈癌转移的影响
3. 雄性素对大鼠心肌缺血性损伤的保护作用
4. 比较不同血管生成抑制剂对抗肿瘤效果
5. 一氧化氮对肿瘤的作用
6. 芹菜提取物对肾性高血压大鼠血管重构的影响
7. 盐是天然的抗抑郁剂
8. 绿茶对家兔急性心力衰竭模型的保护和治疗作用
9. 咖啡对大鼠学习记忆的影响
10. 氨基比林咖啡因片（脑清片）致死性研究及对其有效成分进行配比优化
11. 芦荟与治疗高血压的相关性探究
12. 银杏叶对高血压左心肥厚逆转作用
13. 氨茶碱对小鼠心肺复苏的作用
14. 注射用碟脉酮对垂体后叶素诱发大鼠心肌缺血的影响
15. 血红素加氧酶 1 对哮喘的抗炎作用
16. 新型利尿药托拉塞米的利尿作用
17. 探究阿司匹林对高血压的治疗作用
18. 大蒜素对小鼠结肠癌抗肿瘤作用
19. 茶多酚对心律失常的作用
20. 口服异丙酚与部分常用麻醉药效果比较的研究
21. 高盐饮食对家兔血压和心肝肾组织中自由基的影响实验
22. Ⅱ型高血压时交感神经活性及其相应受体敏感性的变化
23. 艾叶油对离体豚鼠气管平滑肌的影响
24. 白术对在体小鼠胃肠运动的作用及其机制的探讨
25. 不同比例的高渗盐溶液对失血性休克家兔的抢救效果
26. 丹参注射液、参麦注射液和大蒜素对大鼠心肌缺血再灌注的保护作用的对比
27. 实验毒蕈碱对离体大鼠心肌缺血-再灌注损伤的保护作用

28. 急性右心力衰竭与 ANP 在急性心力衰竭治疗中的作用
29. 决明子对家兔降血脂作用的研究
30. 咖啡因对大鼠工作记忆促进作用的定性研究
31. 硫化氢和胃肠道疾病-硫化氢对胃肠道的扩张作用及其机制的简单探讨
32. 迷迭香对小鼠脑缺血再灌注的影响
33. 纳洛酮对家兔失血性休克血压的影响
34. 生姜汁的降血糖作用
35. 生姜油对病毒性肝炎小鼠肝损伤的预防作用研究
36. 生姜油对豚鼠气管平滑肌的作用研究
37. 酸樱桃提取物软膏剂镇痛抗炎作用的初步研究
38. 探究腺苷在大鼠心肌缺血后适应中的保护作用
39. 桃仁对未孕大鼠子宫平滑肌收缩的影响
40. 小鼠中毒性休克模型及其救治药物
41. 血管紧张素Ⅱ对不同年龄大鼠心脏 α_1 肾上腺素受体介导正性变力效应的影响
42. 乙醇联合地西泮对血压、心率和微循环的影响
43. 丹参、川芎、穿山甲的活血行气作用的比较
44. 应激性因素致大鼠胃溃疡作用及药物预防
45. 不同的送服溶液对药物吸收的影响
46. 天麻素对血压影响途径的研究
47. 抗生素联合用药的优势
48. 褪黑素对大鼠应激性胃溃疡的影响
49. 花椒毒酚不同给药途径镇痛作用的比较研究
50. 白萝卜提取物(MIGB)对小肠平滑肌运动的影响
51. 绿豆球蛋白对血浆胆固醇的影响
52. 阿嗪米特对血铅浓度的影响
53. 1，2-二甲基-3-羟基-4-吡啶酮(DHPO)对铅中毒小鼠学习记忆能力的影响
54. 多巴胺在治疗急性肾衰竭中疗效评价
55. 甘油溶血实验
56. 鸡蛋对大鼠胃溃疡的预防作用及其机制探讨
57. 失血性休克腹腔复苏最佳给药浓度的研究
58. 甜菊苷的降压作用
59. 实验性铅中毒对子代大鼠学习记忆能力的影响
60. 山莨菪碱及 IL-13 预处理对肾脏缺血-再灌注的影响
61. 硝酸异山梨酯对急性右心功能衰竭的治疗作用
62. 缩宫素对离体子宫平滑肌的兴奋作用
63. 主、被动吸烟的危害
64. 有机磷及解毒剂对蟾蜍离体坐骨神经腓肠肌标本的作用
65. 利尿药对家兔尿量的影响
66. 普鲁卡因、利多卡因对 $BaCl_2$ 致心律失常的治疗效果的比较

67. 理化因素对红细胞脆性的影响
68. 精神性灼口综合征的临床心理治疗
69. 海水浸泡对创伤性脑水肿影响的实验研究
70. 缺铁对大鼠胃排空功能的影响及机制
71. 新斯的明对箭毒和琥珀胆碱肌松作用的影响
72. 清开灵注射液防治乙醇中毒性肝损伤
73. 碘化钾预防孢子丝菌病的实验研究
74. 冷热环境中蟾蜍肠系膜微循环血流速度改变
75. 兔肾内是否存在乙酰胆碱能舒血管纤维
76. 甲硝唑、乙醇对甲醇中毒的解救对比
77. 一种联合药膏治疗烧伤的疗效判断
78. 巧克力的镇咳作用
79. 烟碱对家兔血压和呼吸的影响
80. 阿司匹林的致耳聋作用
81. 胺碘酮抗心律失常机制的探讨
82. 探究山梗菜碱和二甲弗林兴奋呼吸中枢机制及其异同
83. 1，6-二磷酸果糖镁静脉给药的急性毒性
84. 家兔失血性休克的原因及治疗
85. 苯妥英钠对氯化钡诱发家兔心律失常的治疗作用
86. 失血性休克复苏早期黏膜损伤与修复
87. 染发对小鼠生殖器官的影响
88. 山梗菜碱和血管紧张素对抗吗啡的呼吸抑制作用
89. 普鲁卡因和利多卡因镇痛作用的比较
90. 大剂量维生素 C 对心肌缺血-再灌注不同时期的保护作用
91. 中西药对糖尿病治疗的作用比较
92. 电针刺激治疗糖尿病大鼠的机制
93. 吗啡对家兔心肌缺血再灌注损伤的保护作用
94. 小鼠空气栓塞的高压氧抢救
95. 银杏叶对辐射损伤的保护作用
96. 脑内钙超载对记忆的损伤及尼莫地平对此的预防作用
97. 膳食纤维在糖尿病治疗中的作用
98. 一氧化氮对星形胶质细胞和脑部毛细血管内皮细胞的作用比较
99. 选择性环氧合酶-2 抑制剂抗动脉粥样硬化的研究
100. 三种抗焦虑药(地西泮、丁螺环酮和氟西汀)作用效果的比较
101. 洋葱对家兔的降血压作用
102. 外源性 NO 对急性肾缺血再灌注的保护作用
103. 沙丁胺醇和酮替芬的平喘作用
104. 肾上腺切除对机体的部分影响及其机制的探讨
105. 百咳静颗粒(成人型)的镇咳作用

106. 筒箭毒碱和琥珀胆碱的药理作用比较
107. 大剂量谷维素对高脂血症大鼠的治疗作用
108. 钙离子通道阻断剂对消化性溃疡的治疗作用
109. 肾功能不全对卡那霉素代谢的影响
110. 睡眠剥夺对大鼠心血管系统的影响
111. 低温对兔缺血再灌注脑损伤的影响
112. 青霉素过敏的药物治疗
113. 药物对肾血管性高血压的作用
114. 心律失常模型制备及抗心律失常药物的作用
115. 布洛芬和二氢可待因的协同镇痛作用
116. 兔减压神经动作电位的记录
117. 失血情况下神经体液因素对心血管活动的调节
118. 盐酸氯丙嗪对快速大量输液诱导的急性左心力衰竭的治疗
119. β 受体阻断剂美托洛尔对心力衰竭的作用
120. 减压反射的实验验证
121. 原发性高血压大鼠与正常大鼠对一些物质反应的差异
122. 强心甙类药物对心脏的影响及其作用机制
123. 可乐定作用机制的研究
124. 支气管哮喘的解救及支气管肾上腺素受体的分布及作用
125. 普鲁卡因镇痛和镇静作用的研究
126. 小鼠的情绪体验及其对自身镜像反应
127. 去甲肾上腺素对家兔血压影响的量效关系及酚妥拉明、酚苄明的拮抗作用
128. 肺对 5-羟色胺代谢的测定
129. 酚妥拉明对肾上腺素能瘦体激动药作用的影响及肾上腺素作用的翻转
130. 黄连素对心律失常的治疗作用
131. 迷走神经的促胃酸分泌的作用
132. 黄连素与普萘洛尔相互作用抗肾上腺素诱发兔心律失常
133. 腹部迷走神经对血压的作用
134. 卡托普利的降压作用
135. 洋地黄药物的中毒及其解救
136. AT 受体和心肌缺血-再灌注心律失常的关系
137. 前列腺素 E_1 与硝酸甘油对比治疗实验性心绞痛疗效观察
138. 引咳模型的制备与镇咳药的筛选
139. 地塞米松对癫痫发病的影响
140. 哌替啶对心肌和肠道平滑肌的直接作用

第三部分 病例讨论

病例 1

某男，24 岁。患者因 20min 前口服敌敌畏 15ml 而入院治疗。体格检查：呈嗜睡状，大汗淋漓，呕吐数次。全身皮肤湿冷，无肌肉震颤。双侧瞳孔直径 2～3mm，对光反射存在。体温、脉搏、呼吸及血压基本正常。双肺呼吸音粗。实验室检查：WBC 14.2×10^9/L，中性粒细胞 93%。其余未见异常。诊断为急性有机磷农药中毒。入院后，用 2%碳酸氢钠水洗胃，静脉注射阿托品 10mg/次，共 3 次。另静脉注射山莨菪碱 10 mg，碘解磷定 1g，并给予青霉素、庆大霉素及输液治疗后，瞳孔直径为 5～6mm，心率 72 次/分，律齐，皮肤干燥，颜面微红。不久痊愈出院。

【讨论要点】

1. 如何正确使用阿托品？
2. 为什么在使用 M 受体阻断剂时，又给予碘解磷定治疗？

病例 2

某女，45 岁。患者上腹绞痛，间歇发作已数年。入院前 40 天，患者绞痛发作后有持续性钝痛，疼痛剧烈时放射到右肩及腹部，并有恶心、呕吐、腹泻等症状，经某医院诊断为：胆石症，慢性胆囊炎。患者入院前曾因疼痛注射过吗啡，用药后呕吐更加剧烈，疼痛不止，呼吸变慢，腹泻却得到控制。患者来本院后，用抗生素控制症状，并肌内注射哌替啶 50mg、阿托品 0.5mg，每 3～4 小时一次，并行手术治疗。术后患者伤口疼痛，仍继续用哌替啶 50mg、阿托品 0.5mg，10 天后痊愈出院。出院后仍感伤口疼痛，继续注射哌替啶。患者思想上很想用此药，如果一天不注射，则四肢怕冷、情绪不安、手脚发麻、气急、说话含糊，甚至发脾气、不听劝说，一打针就安静舒服。现每天要注射哌替啶 4 次，每天 300～400mg，晚上还需加服巴比妥类方能安静入睡。

【讨论要点】

1. 入院前用吗啡，入院后用哌替啶，根据何在？如此应用是否合适？
2. 患者出院后为什么要继续用哌替啶？
3. 为什么用吗啡后呕吐更剧烈，呼吸变慢，疼痛不止而腹泻却得到控制？
4. 为什么在用哌替啶时合用阿托品？

病例 3

患者，女，22 岁，因发热，伴周身疼痛及食欲缺乏，两膝、踝关节红肿，行走困难，遂收入院。体格检查：体温 39℃，脉搏 101 次/分，呼吸 23 次/分，血压正常。头部无异常。心肺、腹部未见异常。两踝关节红肿、运动受限；神经系统检查无阳性所见。诊断为急性风湿性关节炎。口服阿司匹林 4 次/日，2g/次，以及泼尼松。当患者服用阿司匹林总量达 6g 时，突感双侧耳鸣，呈高音调 1h 后，听力完全丧失；因未发现耳聋原因，又继续服用阿司匹林 2g。

音叉试验：双耳表现为重度感音性耳聋。即停服阿司匹林，静脉滴注碳酸氢钠。次日听力开始好转，至停药后第 4 天完全恢复。

【讨论要点】

1. 阿司匹林发生中毒性耳聋，为什么要静脉滴注碳酸氢钠?

2. 大剂量阿司匹林还可引起哪些严重不良反应?

病例 4

患者，男，60 岁，由于气温骤降没有及时加衣服，引发胸骨后剧烈压榨性疼痛，并放射至左肩持续数分钟，伴有窒息感，面色苍白，大汗淋漓，每日发生 2 次而急诊入院。

【讨论要点】

1. 根据以上特点判断该位患者得了何种疾病?

2. 疼痛发作时应立即采取什么样的措施缓解?

3. 说出该类疾病的治疗原则。

4. 正确选择常用的两类药物并说出各类药物的主要作用。

5. 为患者提供正确的合理用药。

6. 现在临床上有许多治疗该病的有效的中成药有哪些?

病例 5

患者，女，22 岁。因心悸、气短、水肿和尿少而诊断为风湿性心脏瓣膜病伴慢性充血性心功能不全。住院后口服氢氯噻嗪 50mg，每日 2 次；地高辛 0.25mg，每 8 小时 1 次，当总量达到 2.25 mg 时，心悸气短好转，脉搏减慢至 70 次/分，尿量增多，水肿开始消退，食欲增加。此后，地高辛 0.25 mg，每日 1 次口服；氢氯噻嗪 25 mg，每日 2 次口服。在改维持量后第 4 日开始食欲减退、恶心、头痛、失眠；第 6 日脉搏不规则，心律不齐，伴有期前收缩；心电图示室性期前收缩，形成二联律。诊断为地高辛中毒。

【讨论要点】

1. 本例地高辛中毒的表现、诱发原因如何?

2. 地高辛中毒应如何预防与治疗?

病例 6

患者，男，27 岁，司机。

主诉：间断性饥饿后上腹痛 3 年，疲劳后解柏油样大便 1 周。

现病史：患者 3 年来间断出现上腹疼痛，以剑突下手掌大部位处明显，饥饿时加重，进餐后可缓解，有夜间痛，常于夜间 1 点左右痛醒。伴有反酸、嗳气，有时有恶心及上腹部烧灼感。服用抗溃疡药症状能缓解。1 周前受凉、疲劳后，饮食无规律，上腹疼痛加重，解柏油样成形大便，伴里急后重，无发热，无眩晕，解黑便后上腹疼痛减轻。来我院就诊，以“十二指肠球部溃疡并出血”收入院。

患者入院后精神、食欲欠佳，小便正常，大便未解，睡眠尚可，体重无明显改变。

既往史：既往有上腹疼痛病史，以春秋季节为甚，否认肝炎病史。不嗜烟酒。

体格检查：体温 36.8℃，脉搏 84 次/分，呼吸 18 次/分，血压 120/80mmHg。发育正常，神志清楚，轻度贫血貌。巩膜及皮肤黏膜无黄染，全身浅表淋巴结无肿大。双肺呼吸音清晰，心率 84 次/分，心音强，律齐。腹平，腹肌张力轻度增加。剑突下偏右有轻压痛，无反跳痛，肝脾肋下未触及，莫非征阴性，麦氏点无压痛，腹水征阴性，肠鸣音正常，双下肢无水肿。

辅助检查：血常规：血红蛋白 105g/L，白细胞 7.4×10^9/L，血小板 120×10^9/L。大便潜血 3+。肝功能正常。心电图正常。腹部 B 超显示肝、胆、脾、胰无异常。胃镜检查发现球部大弯侧可见一 0.6cm × 0.7cm 溃疡，底部白苔，周边黏膜充血、肿胀，幽门螺杆菌阳性。

诊断：十二指肠球部溃疡并出血。

【讨论要点】

你认为此患者的处理原则及用药方案是什么？

病例 7

患儿，男，10 岁，学生。因全身水肿、蛋白尿和血浆蛋白降低，诊断为单纯性肾病综合征。开始口服泼尼松 20mg，每日 3 次，几天后改为口服地塞米松 3mg，每日 3 次，直到第 8 周开始改为每日晨 8.25mg 一次服，此后未再减量。于第 13 周患儿突然中断说话，眼睑与面肌抽动，随即意识丧失，全身肌肉痉挛，口唇发绀，口吐白沫，诊断为糖皮质激素诱发癫痫发作，经用地西泮、苯巴比妥及水合氯醛等抗惊厥药及脱水药，45min 后发作停止，神志逐渐恢复。以往无癫痫病史。

病例 8

某男，46 岁，工人。因发热、心慌、血沉 100mm/h，诊断为风湿性心肌炎。无高血压及溃疡病史。入院后接受抗风湿治疗，泼尼松每日 30～40 mg 口服，用药至第 12 日，血压上升至 150/100mmHg，用药至第 15 日，上腹不适，有压痛，第 24 日发现黑便，第 28 日大量呕血，血压 70/50mmHg，呈休克状态。被诊断为糖皮质激素诱发高血压和胃溃疡出血。迅速输血 1600ml 后，进行剖腹探查，术中发现胃内有大量积血，胃小弯部有溃疡，立即做胃次全切除术。术后停用糖皮质激素，改用其他药物治疗。

病例 9

患者，女，34 岁，干部。因反复发生的皮肤瘀点、鼻出血和血小板减少，诊断为原发性血小板减少性紫癜。住院后接受泼尼松治疗，每次 10 mg，每日 3 次。服药半个月后皮肤出血点明显减少，不再流鼻血，血小板数上升至 90×10^9/L。用药至 19 日突发寒战、高热、咳嗽、呼吸急迫。X 线胸片发现两肺布满大小均匀一致的粟粒状阴影，痰涂片抗酸杆菌阳性，红细胞沉降率 70mm/h。诊断为糖皮质激素诱发的急性粟粒型肺结核。

【讨论要点】

1. 糖皮质激素为何能诱发癫痫发作、高血压、胃溃疡出血及粟粒型肺结核等不良反应？分别加以说明。

2. 应用糖皮质激素应注意哪些问题？

病例 10

女性，39 岁，烦躁不安、畏热、消瘦 2 个月余。患者于 2 个月前因工作紧张，烦躁性急，常因小事与人争吵，难以自控。着衣不多，仍感燥热多汗，在外就诊服用安神药物，效果不十分明显。发病以来饭量有所增加，体重却较前下降。睡眠不好，常需服用安眠药。成形大便每日增为 2 次，小便无改变，近 2 个月来月经 较前量少。既往体健，无结核或肝炎病史，家族中无精神病或高血压患者。体格检查：T 37.2 ℃，P 92 次/分，R 20 次/分，Bp 130/70mmHg。发育营养可，神情稍激动，眼球略突出，眼裂增宽，瞬目减少。两叶甲状腺可及轻度肿大、均匀，未扪及结节，无震颤和杂音，浅表淋巴结不大，心肺(—)，腹软，肝脾未及。经进一步实验室检查后，诊断为甲状腺功能亢进症(原发性)。

治疗措施：

1. 一般治疗

(1)保证适当休息，避免情绪激动，给予高热量，富于糖类、蛋白质和 B 族维生素的饮食。

(2)睡前口服地西泮 10mg。

2. 丙硫氧嘧啶 300mg/日，分 3 次服。

【讨论要点】

丙硫氧嘧啶的不良反应及药物治疗须知。

病例 11

患者，女，55 岁，上腹疼痛半月余，空腹和夜间疼痛明显，伴反酸，烧心(胃灼热)。食欲好，食量正常。胃镜检查确诊为十二指肠溃疡伴幽门螺杆菌感染。

治疗药物：①阿莫西林 0.5g，3 次/日口服；②胶体次枸橼酸铋 1 包，3 次/日温水冲服。

【讨论要点】

1. 阿莫西林、胶体铋剂两药合用治疗十二指肠溃疡的意义。
2. 治疗溃疡病的药物有哪些?并说明作用机制。

病例 12

患者，男，55 岁。

主诉：胸闷、气短、咳嗽 1 周。

现病史：20 年前因头痛、头晕、血压增高(140～159/80～110mmHg)诊断为“高血压病”，间断口服复方降压片等药物，血压可降至正常。4 年前开始出现劳累后气短、胸闷，常伴有咳嗽、咳痰，无咯血。2 年前自觉体力下降、失眠，但无明显下肢水肿。近 2 个月来体力活动明显下降，轻微活动即出现气短、胸闷。1 周前因受凉再次出现胸闷、气短、咳嗽，咳痰带血丝，休息时亦有胸闷、气短，夜间不能平卧。

体格检查：体温 36.1℃，脉搏 115 次/分，呼吸 24 次/分，血压 150/96mmHg。表情痛苦，半坐位。两肺底可闻及湿性啰音，两肺还可闻及散在哮鸣音。心界向左下扩大，心率 120 次/分，心尖部 3/6 级收缩期杂音，心尖区可闻及舒张期奔马律，律齐。腹部稍膨隆，肝脾未触及，下肢无明显水肿。

辅助检查：胸片示左心室增大，左心房轻度增大，主动脉稍宽，两肺下野肋膈角处见 KerleyB 线，两下肺肺纹理稍模糊。超声心动图示左心室腔增大，射血分数低于正常。心电图示窦性心动过速，偶发房性期前收缩，左心室肥厚。

诊断：原发性高血压病、高血压性心脏病、慢性充血性心力衰竭、心功能Ⅳ级。

【讨论要点】

你认为此患者的处理原则及用药方案是什么?

病例 13

心慌气短、下肢水肿的心力衰竭患者，某医生除了给予地高辛口服外，为加速消除其水肿，加用甘露醇缓慢静脉滴注。

【讨论要点】

请分析此治疗方法是否恰当，为什么？你认为应如何处理并阐明其理由。

病例 14

患者，女，55 岁，上腹疼痛半月余，空腹和夜间疼痛明显，伴反酸，烧心。食欲好，食量正常。胃镜检查确诊为十二指肠溃疡伴幽门螺杆菌感染。

治疗药物：

(1)阿莫西林 0.5g，3 次/日口服。

(2)胶体次枸橼酸铋 1 包，3 次/日，温水冲服。

【讨论要点】

两药合用治疗溃疡病的意义。

病例 15

女性，36 岁，患高血压、胃溃疡。医嘱给予奥美拉唑 20mg，口服，每日 2 次，硝苯地平缓释片 20mg，口服，每日 2 次，患者用药后，血压波动控制不好。

【讨论要点】

患者的血压为何控制不好？应如何处理？

病例 16

女性，29 岁，妊娠 4 个多月，出现高血压。医嘱给予贝那普利 5mg，口服，每日 1 次、氢氯噻嗪 12.5mg，口服，每日 1 次。

【讨论要点】

此患者的治疗方案合理吗？说明理由。

病例 17

男性，68 岁，高血压患者，一直服用硝苯地平缓释片 20mg，口服，每日 1 次，1 周前出现心力衰竭症状，医嘱予以加服地高辛 0.25mg，口服，每日 1 次，第 5 天出现恶心、呕吐、心律失常。

【讨论要点】

对此患者的治疗合理吗？说明理由。

病例 18

女性，65 岁，高血压患者，一直服用卡托普利 25mg，口服，每日 3 次，吲达帕胺 25mg，口服，每日 1 次，血压控制平稳。

现感冒咳嗽，医嘱予以康泰克 1 粒，口服，每日 3 次克咳胶囊，口服，每日 3 次。第 2 天出现头晕头痛，BP 160/105mmHg。

【讨论要点】

患者的血压为何控制不住？

病例 19

患者男性，51 岁，外企职员。发现高血压 5 年，最高血压 180/120mmHg，就诊时正在服用复方降压片 2 片，每日 3 次； 血压忽高忽低，在 160～150/100～90mmHg 范围；心脏超声示左心室肥厚：室间隔(IVS)及后壁(PW)均为 13mm，空腹血糖 6.3mmol/L，尿常规蛋白(+)，吸烟 20 年，20 支/日。

诊断：高血压。

治疗：3 级治疗：阿司匹林 100mg，每日 1 次；缬沙坦 80mg，每日 1 次；氢氯噻嗪 12.5mg，每日 1 次；硝苯地平缓释片 10mg，每日 2 次。

2 周后血压平稳在 130～120/80～70mmHg 范围，并随访 1 年至今平稳。同时配合低盐、低糖和低脂饮食，减体重及运动等生活方式改善，血糖 5.5mmol/L，尿常规蛋白(–)，感觉及精神状态较以前明显变好。

【讨论要点】

请分析本治疗方案的机制。

病例 20

有一流脑患者，严重高热并烦躁不安，医生在抗感染治疗的同时，开出以下医嘱。

处方：盐酸哌替啶注射液 100 mg
盐酸氯丙嗪注射液 50 mg × 1
盐酸异丙嗪注射液 50 mg
5%葡萄糖注射液 250ml

用法：静脉滴注。

【讨论要点】

请分析此患者的处方是否合理，为什么？

病例 21

医生给一位患冠心病心绞痛患者开出了下列处方，请分析是否合理，为什么？

处方：

①硝酸甘油片 0.5mg × 30
0.5mg，舌下含化

②普萘洛尔片 10mg × 30
10mg/次，每日 3 次

【讨论要点】

请分析此患者的处方是否合理，为什么？

病例 22

一位患有肺部感染的患者，发热数日，出现代谢性酸中毒，医生开了下列处方：

青霉素钠注射剂 800 万 U
5%碳酸氢钠注射液 100ml × 2
10%葡萄糖注射液 250ml。

用法：静脉滴注，每日 1 次。

【讨论要点】

请分析处方是否合理，为什么？

病例 23

某男，58 岁，因患肺感染住院治疗。医生给予头孢哌酮/舒巴坦(2g/次，2 次/日)静脉注射。用药 10 天后，患者出现腹泻，水样便每日 10 余次，伴有阵发性腹部绞痛，发热(38.5℃)。

血常规检查：WBC 10×10^9/L。

【讨论要点】

1. 腹泻原因是什么？
2. 应如何处理？

病例 24

医生给患心力衰竭、肾功能不全、尿少、合并泌尿系感染的患者开了下列处方：

①庆大霉素注射液 8 万 U×6

用法：8 万 U，每日 2 次，肌内注射

②呋塞米注射液 20mg

5%葡萄糖氯化钠注射液 500ml

用法：每日 1 次，静脉滴注×5d

【讨论要点】

请分析此患者的处方是否合理，为什么？

病例 25

一名 2 岁患儿，因发热及频繁腹泻在乡村卫生所诊治。

处方：庆大霉素注射液 120mg

5%碳酸氢钠注射液 40ml

5%葡萄糖注射液 150ml

静脉滴注，1 次/日，×3 日

用药后第 2 天患儿仍高热腹泻。第 3 日患儿尿液呈酱油色并尿量减少。尿常规检查：尿蛋白(++)、红细胞(+)

【讨论要点】

本病例的治疗方案有何问题？本病例提示了什么？

病例 26

医生给肺结核并有癫痫发作的患者开了下列处方。

处方：①苯妥英钠片 0.1g×60 0.1/次，3 次/日，饭后服

②异烟肼片 0.1g×40 0.1/次，3 次/日，饭后服

③维生素 B_6 片 10mg×80 20mg/次，3 次/日，饭后服

【讨论要点】

请分析此患者的处方是否合理，为什么？

病例 27

患者，男性，40 岁，呕吐；腹泻伴发热、口渴、尿少 4 天入院。

体格检查：体温 38.2℃，血压 110/80mmHg，汗少、皮肤黏膜干燥。

实验室检查：血 Na^+ 155mmol/L，血浆渗透压 320mmol/L，尿比重 > 1.020，其余化验检查基本正常。立即给予静脉滴注 5%葡萄糖溶液 2500ml/日和抗生素等。2 天后除体温、尿量恢复正常和口不渴外，反而出现眼窝凹陷、皮肤弹性明显降低、头晕、厌食、肌肉软弱无力。肠鸣音减弱，腹壁反射消失。浅表静脉萎陷，脉搏 110 次/分，血压 72/50mmHg，血 Na^+ 120mmol/L，血浆渗透压 255mmol/L 血 K^+ 3.0mmol/L，尿比重（尿相对密度）< 1.010，尿钠 8mmol/L.

【讨论要点】

1. 患者在治疗前后发生了何种水电解质代谢紊乱？为什么？
2. 解释患者临床表现的病理生理学基础。

病例 28

患者，女性，38 岁，因减肥连续服用泻药 1 周，现感虚弱乏力，偶有直立性眩晕而入院。

体格检查：体温 36.7℃，血压从入院时的 110/60mmHg 很快降至 80/50mmHg，心率 100 次/分，皮肤弹性差，黏膜干燥，尿量 120ml/24h。

实验室检查：血 Na^+140mm01 / L，血浆渗透压 295mmol/L。尿比重 1.038，尿钠 6mmol/L。

【讨论要点】

1. 患者发生了何种水电解质代谢紊乱？
2. 解释患者临床表现的病理生理基础。

病例 29

患者，女性，22 岁，因结核性腹膜炎和肠梗阻进行手术，术后行持续胃肠减压 7 天，共抽吸液体 2200ml。平均每天静脉补液（5%葡萄糖溶液）2500ml，尿量 2000ml。术后 2 周，患者精神不振，全身乏力，面无表情，嗜睡，食欲减低，腱反射迟钝。

实验室检查：血 K^+ 2.4mmol/L，血 Na^+ 140mmol/L，血 Cl^- 103mmol/L。

辅助检查 ECG 显示，标Ⅱ导联、aVF、Vl、V5 导联 ST 段下降，aVF 导联 T 波双相，V3 有 u 波。立即开始每日以 KCl 加入 5%葡萄糖滴注，四天后血 K^+ 升至 4.6mmol/L，上述表现恢复正常。

【讨论要点】

患者发生了何种电解质紊乱？其病理生理学基础是什么？

病例 30

患者女性，16 岁，因心慌、气短 1 年，咳嗽、咯血、腹胀和尿少 2 周入院。入院后经各种检查诊断为：风湿性心脏瓣膜病，心功能Ⅳ级，肺部感染。实验室检查：血 K^+ 4.6mmol/L，Na^+ 144mmol/L，Cl^- 90mmol/L，HCO^- 329mmol/L。住院后给予强心、利尿（氢氯噻嗪 25 mg/次，3 次/日）、抗感染治疗，并进低盐食物。治疗 7 天后，腹胀、下肢水肿基本消失，心力衰竭明显改善。治疗 18 天后，心力衰竭基本控制，但一般状况无明显改善，且出现精神萎靡不振、嗜睡、全身软弱无力、腹胀、恶心、呕吐、不思进食及尿少等，并有脱水现象；血 K^+ 2.9mmol/L，Na^+ 112mmol/L，Cl^- 50.9mmol/L，HCO_3^- 335.7mmol/L。立即给予静脉补充含氯化钾的葡萄糖盐水。5 天后，一般状况明显好转，食欲增加，肌张力恢复，尿量亦逐渐正常；血 K^+ 4.4mmol/L，Na^+ 135mmol/L，Cl^- 91mmol/L，HCO_3^- 330mmol/L。

【讨论要点】

1. 引起患者出现低血钾、低血钠的原因有哪些？

2. 哪些症状与低血钾有关？说明其理由。为什么需补钾 5 天后病情才好转？

3. 患者是否合并酸碱平衡紊乱？是何原因引起？为何种类型？

病例 31

患者，女性，46 岁，患糖尿病 10 余年，因昏迷状态入院。

体格检查：血压 90/40mmHg，脉搏 101 次/分，呼吸深大，28 次/分。

实验室检查：血糖 10.1mmol/L（4.4～6.7），β-羟丁酸 1.0mmol/L（酮体 0.34～0.68），尿素 8.0mmol/L（3.2～7.1），K^+ 5.6mmol/L，Na^+160mmol/L，Cl^- 104mmol/L；pH 7.13，$PaCO_2$ 30mmHg，AB 9.9mmol/L，SB 10.9mmol/L，BE-18.0mmol/L；尿：酮体（+++），糖（+++），酸性。心电图出现传导阻滞。

经低渗盐水灌胃，静脉滴注等渗盐水、胰岛素等抢救，6h 后，患者呼吸平稳，神志清醒，重复上述检验项目，除血 K^+ 为 3.3mmol/L 偏低外，其他项目均接近正常。

【讨论要点】

1. 该患者发生了何种酸碱紊乱？原因和机制是什么？

2. 哪些指标说明发生了酸碱紊乱？

3. 如何解释该患者血 K^+的变化？

病例 32

患者，男性，60 岁，因进食即呕吐 10 天而入院。近 20 天尿少色深，明显消瘦，卧床不起。精神恍惚，嗜睡，皮肤干燥松弛，眼窝深陷，呈重度脱水征。呼吸 17 次/分，血压 120/70mmHg，诊断为幽门梗阻。血液生化检验：K^+ 3.4mmol/L，Na^+ 158mmol/L，Cl^- 90mmol/L，血气 pH 7.50，PaO_2 62mmHg，$PaCO_2$ 49mmHg，BE-8.0mmol/L，HCO_3^-45mmol/L。

【讨论要点】

1. 该患者属于何种类型的酸碱平衡紊乱?原因和机制如何?

2. 该患者血气变化如何分析?

3. 该患者有无水电解质紊乱?原因和机制如何?

病例 33

患者，男性。12 岁，因发热、咳嗽、呼吸急促留发热门诊观察。

体格检查：呼吸 28 次/分，血压 110/75mmHg，肺部闻及干湿性啰音。

实验室检查：血气分析：pH 7.51，$PaCO_2$ 30mmHg，PaO_2 68mmHg，BE -1.2mmol/L，HCO_3^- 23.3mmol/L，血 K^+ 4.5mmol/L，血 Na^+ 134mol/L，血 Cl^- 106mmol/L。

【讨论要点】

1. 该患者发生了何种酸碱平衡紊乱?原因和机制是什么?

2. 如何分析各血气指标的变化?

病例 34

患者入院检查呈昏睡状，呼吸深快，实验室检查：血糖 14.67mmol/L，尿糖（++++），尿酮体强阳性，血 pH 7.0，$PaCO_2$ 16mmHg，AB 4mmol/L，BE –25mmol/L。

【讨论要点】

1. 该患者发生了何种酸碱平衡及电解质紊乱？根据是什么？

2. 分析患者昏睡、呼吸深快的发病机制？

3. 此时患者容易发生哪种电解质代谢紊乱？为什么？

病例 35

5 岁男孩，脓血便 8 天，高热 3 天，食少，多饮多尿，近两天乏力，呼吸困难 2h 入院，神志不清，口唇发绀，腹膨隆，肠鸣音消失，四肢呈弛缓性瘫痪。血钠 140mmol/L，血钾 2.31mmol/L，血氯 97mmol/L。

治疗经过：除补液与抗炎外，静脉输 0.3% KCl，6h 出现呼吸困难缓解，10h 四肢瘫痪消失，神志转清。此时血钾 3.5mmol/L，继续补钾 5 天，痊愈出院。

【讨论要点】

1. 患儿是否存在低血钾症？为什么？是否缺钾？

2. 为何出现乏力、腹膨隆、肠鸣音消失、四肢呈弛缓性瘫痪等临床表现？

3. 为什么补钾要补 5 天，补快点行不行？为什么？

病例 36

患者，男，53 岁。因高血压 15 年、心慌气急 3 个月，两下肢水肿 2 周入院。

体格检查：血压(BP) 200/120mmHg。气急、端坐呼吸，颈外静脉怒张，两下肢水肿，心浊音界明显向左右扩大，肺部有散在湿啰音，肝大在肋缘下 4cm，血浆 N.P.N 78.5mmol/L(110mg%)，CO_2CP 11.3mmol/L (25mg%)，尿量 900～1200ml/d，比重固定在 1.010～1.020，蛋白尿(++)，管型(++)。

【讨论要点】

1. 该患者发生了什么水肿？下肢为什么出现水肿？

2. 肺部为什么出现湿性啰音？

病例 37

患者，女性，因发热、呼吸急促及心悸而入院。体格检查：体温(T) 39.6℃，脉搏(P) 161 次/分，呼吸(R) 33 次/分，血压(BP) 110/80mmHg。口唇发绀，半卧位，颈静脉怒张，心界向两侧扩大，心尖区闻及明显收缩期杂音，两肺闻及广泛湿性啰音。肝脾肿大；下肢明显凹陷性水肿。入院诊断为右心力衰竭竭。

【讨论要点】

该患者出现双下肢水肿的机制是什么？

病例 38

患儿，男性，9 岁。因水肿、少尿、血尿入院。患儿 3 天前晨起后出现双眼睑水肿，渐波及颜面、下肢。并有尿少、尿呈浓茶色。第 2 天小便发红，尿量比前更少，并出现头晕、头痛。体格检查：T 36.6℃，P 88 次/分，R 31 次/分，BP 140/100mmHg，体重 26kg。咽红，扁桃体Ⅱ度肿大，肾区叩击痛(+)，双下肢轻度凹陷性水肿。

实验室检查：尿常规：色黄，蛋白(++)，镜下满视野红细胞，并有管型细胞。血 ASO ＞400U，ESR 48mm/h。

肾脏 B 超检查：双肾弥漫性炎性改变。

【讨论要点】

患者出现眼睑水肿，双下肢凹陷性水肿的原因和机制是什么？

病例 39

患者，女性，45 岁，菜农。因于当日清晨 4 时在蔬菜温室为火炉添煤时，昏倒在温室里。2h 后被其丈夫发现，急诊入院。患者以往身体健康。体格检查：体温 37.5℃，呼吸 20 次/分，脉搏 110 次/分，血压 98/70mmHg、神志不清，口唇呈樱红色。其他无异常发现。实验室检查：PaO_2 95mmHg，血氧容量 10.8ml%，动脉血氧饱和度 95%，HbCO 30%。入院后立即吸氧，不久渐醒。给予纠酸、补液等处理后，病情迅速好转。

【讨论要点】

1. 致患者神志不清的原因是什么？简述发生机制。
2. 缺氧类型是什么？有哪些血氧指标符合？

病例 40

患者，男，19 岁，因"转移性右下腹痛 1 天"入院，有右下腹压痛，结肠充气实验阳性，体温 39.6℃，外周血中白细胞 1.8×10^{10}/L，中性粒细胞比例 81%。患者无咳嗽，咳痰，无胃、肠溃疡病史，无黄疸，无血尿、尿痛。诊断为阑尾炎。行阑尾切除物术。术后病理检查：阑尾充血水肿，表面有少量渗出物，镜检诊断为急性单纯性阑尾炎。这是患者入院后的体温曲线(首次记录时间为入院当日 14：00 时，每隔 12 小时选取体温数值作图。

【讨论要点】

1. 患者的体温在手术切除阑尾后下降(图中体温记录点 1～5)，为什么？
2. 试述该病例发热的过程、机制及治疗原则。

病例 41

患者，男性，69 岁，因交通事故被汽车撞伤腹部及髋部 1h 就诊。入院时神志恍惚，X 线片示骨盆线形骨折，腹腔穿刺有血液，血压 60/40mmHg，脉搏 140 次/分。立即快速输血 600ml，给止痛剂，并行剖腹探查。术中见肝脏破裂，腹腔内积血及血凝块共约 2500ml。术中血压一度降至零。又给予快速输液及输全血 1500ml。术后输 5%碳酸氢钠 700ml。由于患者入院以来始终未见排尿，于是静脉注射呋塞米 40ml，共 3 次。4h 后，血压回升到 90/60mmHg，尿量增多。次日患者稳定，血压逐步恢复正常。

【讨论要点】

1. 本病例属何种类型的休克简述其发生机制。
2. 在治疗中为何使用碳酸氢钠和呋塞米？

病例 42

患者，男性，25 岁，因急性黄疸性肝炎入院。入院前 10 天，患者开始感到周身不适，乏力，食欲减退，厌油，腹胀。5 天后上述症状加重，全身发黄而来院求治。体格检查：神志清楚，表情淡漠，巩膜黄染，肝脏肿大，质软。实验检查：血红蛋白 100g/L，白细胞 3.9×10^9/L，血小板 120×10^9/L。入院后虽经积极治疗，但病情日益加重。入院后第 10 天，腹部及剑突下皮肤出现淤斑，尿中有少量红细胞，尿量减少，血小板 50×10^9/L。第 11 天，血小板 39×10^9/L，凝血酶原时间 30s(正常对照 15s)，纤维蛋白原定量 2.4g/L，经输血及激素治疗，并用肝素抗凝。第 13 天，血小板 32×10^9/L，凝血酶原时间 31 秒，纤维蛋白原 1g/L，继续在肝素化基础上输血。患者当日便血 600ml 以上，尿量不足 400ml。第 14 天，血小板 $30\times10^9/L$，凝血酶原时间 29 秒，纤维蛋白原 1g/L，继续用肝素，输血，并加 6-氨基己酸，第 15 天，仍大量便血、呕血，血小板 $28\times10^9/L$，凝血酶原时间 28 秒，纤维蛋白原 0.8g/L，3P 试验阳性(+ +)，尿量不足 100ml，血压下降，出现昏迷而死亡。

【讨论要点】

1. 患者显然发生了 DIC，导致此病理过程的原因和机制是什么?

2. 患者的血小板计数为什么进行性减少？凝血酶原时间为什么延长？纤维蛋白原定量为什么减少？3P 试验为什么阳性?

3. 患者发生出血的原因和机制是什么?

4. 患者发生少尿甚至无尿的原因是什么?

病例 43

患者男，28 岁，因活动后心悸、气促 10 余年，下肢水肿反复发作 2 年，咳嗽 1 个月而入院。 患者自幼起常感全身大关节酸痛。中学阶段，每逢剧烈活动时即感心慌、气喘，休息可缓解，且逐年加重。曾去医院治疗，诊断为“风心病”。近 2 年来，经常感到前胸部发闷，似有阻塞感，夜里常不能平卧，并逐渐出现下肢水肿，时轻时重。近 1 个月来，常有发热，伴咳嗽和咳少量粉红色泡沫痰，胸闷、气急加剧。体格检查：体温 37.8 ℃，呼吸 26 次/分，脉搏 100 次/分，血压 110/80mmHg。半卧位，面部及下肢水肿，颈静脉怒张。两肺呼吸音粗，闻及散在干性啰音，肺底闻及湿性啰音。心尖搏动弥散，心界向两侧扩大，心音低钝，心尖区可闻及Ⅲ级粗糙吹风样收缩期杂音和舒张中期隆隆样杂音，肺动脉瓣区第二心音亢进。腹软，肝-颈静脉反流征阳性。肝在肋下 3cm，质稍硬。实验室检查：红细胞沉降率 60mm/h，血红蛋白 100g/L，红细胞 $3.8\times10^{12}/L$，白细胞 $8\times10^9/L$，中性粒细胞 0.08，抗溶血素链球菌“O”625U，血钠 123mmol/L，血钾 3.8mmol/L，其余化验正常。心电图：窦性心动过速，P 波增宽，右心室肥大。胸片示：心腰丰满，心脏呈梨型；两肺纹理增多。入院后积极抗感染，给予吸氧、强心、利尿、血管扩张剂及纠正水、电解质代谢紊乱等措施，病情逐渐得到控制。

【讨论要点】

1. 试述本例引起心力衰竭的原因、诱因和类型，其发生机制如何?

2. 患者早期症状通过休息和一般治疗即可缓解，这是为什么?

3. 本例患者出现了哪些水电解质代谢方面的异常，发生机制如何?

4. 患者呼吸困难的表现形式属哪一种，发生机制如何?

病例 44

患者，女性，40 岁。4 天前因交通事故造成左侧股骨与尺骨骨折，伴有严重的肌肉损伤及肌肉内出血。治疗时，除给予止痛剂外，曾给予口服抗凝药以防血栓栓塞。一天前晚上有轻度发热，现突然感到呼吸困难。体格检查：患者血压为 135/90mmHg，心率 110 次/分，肺底部可听到一些啰音与散在的喘鸣音。血气分析：PaO_2 7kPa，$PaCO_2$ 4.7kPa，pH 7.46。肺量计检查：每分通气量(V)为 9.1L/min，肺泡通气量为(VA)为 4.1L/min，为 V 的 46%(正常应为 60%～70%)，生理无效腔为 5L/min，为 V 的 54%(正常为 30%～40%)。PaO_2 在呼吸室内空气时为 13.3kPa，$PA\text{-}aO_2$ 为 6.3kPa，怀疑有肺内血栓形成，于是进一步检查：心排血量 3.8L/min(正常为 4.8L/min)，肺动脉压 65/45mmHg(正常为 12～28/3～13mmHg)，肺动脉造影证明右肺有两叶充盈不足。

【讨论要点】

1. 如何解释肺泡和动脉血间的氧分压差（$PA\text{-}aO_2$）增大?

2. 为什么本例有缺氧而没有高碳酸血症?

病例 45

男性患者，55 岁，3 个月来自觉得全身乏力、恶心、呕吐、食欲缺乏、腹胀、常有鼻出血。近半月来腹胀加剧而入院。既往有慢性肝炎史。体检：营养差，面色萎黄，巩膜轻度黄染，面部及上胸部可见蜘蛛痣，腹部胀满，有明显移动性浊音，下肢轻度凹陷性水肿。实验室检查：红细胞 3×10^{12}/L，血红蛋白 100g/L，血小板 61×10^{9}/L，血清凡登白试验呈双相阳性反应，胆红素 51μmol/L，血钾 3.2mmol/L，血浆白蛋白 25g/L，球蛋白 40g/L。入院后给予腹腔放液及大量呋塞米等治疗，次日患者陷入昏迷状态，经应用谷氨酸钾治疗，神志一度清醒。以后突然大量呕血，输库血 100ml，抢救无效死亡。

【讨论要点】

1. 该例的原发病是什么？请说出诊断依据。

2. 分析本例的水电解质平衡和酸碱平衡。

3. 分析本例的凝血功能。

4. 分析本病例昏迷的发生机制及诱发因素。

5. 治疗措施上有无失误之处，提出你的正确治疗措施。

病例 46

患者男性，30 岁。3 年前因着凉引起感冒、咽痛，出现眼睑、面部和下肢水肿，两侧腰部酸痛，尿量减少，尿中有蛋白、红细胞、白细胞及颗粒管型，在某院治疗两月余，基本恢复正常。约 1 年前，又发生少尿，颜面和下肢水肿，并有恶心、呕吐和血压升高，仍在该院治疗。好转出院后，血压持续升高，需经常复降压药，偶尔出现腰痛、尿中有蛋白、红细胞和管型。近 1 个月来，全身水肿加重，伴气急入院。入院体格检查：全身水肿，慢性病容，体温 37.8℃，脉搏 92 次/分，呼吸 24 次/分，血压 150/100mmHg。心浊音界稍向左扩大，肝在肋缘下 1cm。实验室检查：24 小时尿量 450ml，比重 1.010～1.012，蛋白（++）。血液检查：红细胞 2.54×10^{12}/L，血红蛋白 74g/L，血小板 100×10^{9}/L；血浆蛋白 50g/L，其中白蛋白 28g/l，球蛋白 22g/L；血 K^{+}3.5mmol/L，Na^{+} 130mmol/L，N.P.N 71.4mmol/L（100mg/gl），肌酐 1100μmmol/L（12.4mg/dl），CO_2-CP 11.22mmol/L（25 vol%）。患者在住院 5 个月期间内采用抗感染、降血压、利尿、低盐和低蛋白饮食等治疗，病情未见好转。在最后几天内，血 N.P.N 150mmol/L ，血压 170/110mmHg。出现左侧胸痛，可听到心包磨擦音。经常呕吐，呼出气有尿味，精神极差，终于在住院后的第 164 天出现昏迷、抽搐、呼吸心搏骤停，抢救无效死亡。

【讨论要点】

1. 病史中 3 年和 1 年前的两次发病与本次患病有无关系？从肾功能不全的发生发展角度试述整个发病过程的大致情景。

2. 就肾功能而言，本次入院时，应作何诊断？有何根据？住院后病情又如何发展？

3. 整个疾病过程中发生了哪些病理生理变化？这些变化是如何引起的？

参 考 文 献

樊小力. 2006. 人体机能学. 西安：西安交通大学出版社

Xie 解景田，刘燕强，崔庚寅. 2009. 生理学实验. 第 3 版. 北京：高等教育出版社

卢宗藩. 1983. 家畜及实验动物生理生化参数. 北京：农业出版社

罗自强，管茶香，陈小平，等. 2008. 机能实验学. 长沙：中南大学出版社

钱之玉. 2010. 药理学实验与指导. 北京：中国医药科技出版社

王建枝，殷莲华. 2013. 病理生理学. 第 8 版. 北京：人民卫生出版社

魏伟. 2010. 药理实验方法学. 第 3 版. 北京：人民卫生出版社

杨宝峰. 2013. 药理学. 第 8 版. 北京：人民卫生出版社

于吉人，张大成. 2002. 人体生理学. 北京：北京医科大学中国协和医科大学联合出版社

赵克森，金丽娟. 2002. 休克的细胞和分子基础. 北京：科学出版社

朱大年，王庭槐. 2013. 生理学. 第 8 版. 北京：人民卫生出版社

附　　录

附表 1　实验动物临床生理正常指标值表

动物种	体温（℃）	呼吸数（1min）	脉数（1min）	血压（mmHg）	红细胞数（百万）	血红数（g/100ml）	血细胞容量值（%）	红细胞直径（ū）
小鼠	38.0 37.7～38.7	128.6 118～139	485 422～549	147 133～160	9.3 92～118	12～16	54.6	5.5
大鼠	38.2 37.8～38.7	85.5	344 324～341	107 92～118	8.9 7.2～9.6	15.6	50	6.6
豚鼠	38.5 38.2～38.9	92.7 66～120	287 297～350	75～90	5.6 4.5～7.0	11～15	33～44	7.0
家兔	39.0 38.5～39.5	51 38～	205 123～304	89.3 59～119	5.7 4.5～7.0	110.4～15.6	33～44	7.0
地鼠	37.0（颊囊） 直肠低 1～2 夏天 38.7±0.3	74 33～127	450 300～600	90～100	7.4	17.6	47.9	6.2～7.0
犬	38.5 37.5～39.0	10～30	70～120	155	6.3 6.0～9.5	8～13.8	40.8	6.0
猫	39.0 38.0～39.5	20～30	120～140	140～170	8.0 6.5～9.5	8～13.8	40.8	6.0
日本猴	38.0 37.7～38.6	45～50	75～130		4.84	11～14	44.9	
猕猴	37～40	39～60	175～253	140～176	5.4～6.1	13～15	44 41～47	6.7
绵羊	39.1 38.3～39.9	12～20	70～80	110 90～140	8.0	9～14.5	41.7	4.53
山羊	39.9 38.7～40.7	12～20	70～80	120	13.0	9～14	38.6	4.2

附表 2　常用实验动物排尿量表

动物种	排尿量（ml/天）	动物种	排尿量（ml/天）
小鼠（成）	1～3	猫（2～4kg）	20～30/kg
大鼠（50g）	10～15	黑猩猩（成）	0.5～11
豚鼠（成）	15～75	猕猴（成）	110～550
兔 1.36～2.26kg	40～100/kg	牛（成）	11.4～19.0L
金黄地鼠（成）	6～12	牛仔	3.8～11.4L
沙鼠（成）	2～3 滴	绵羊（成）	0.9～1.9L
猪（成）	1.9～3.8L	山羊（成）	0.7～2.0L
犬（4.5kg）	65～400	鸡（成）	—
—	—	鸽（成）	—

附表 3　实验动物血清生化指标值表

动物种	参数	胆红素 mg%	胆固醇 mg%	肌酐 mg%	葡萄糖 mg%	尿素氮 mg%	尿酸 mg%	钠 mmol/L	钾 mmol/L	氯 mmol/L	重碳酸盐 mmol/L	无机磷 mg%	钙 mg%	镁 mg%
小鼠	雄	0.75 ± 0.05	63.3±11.8	0.84±0.19	92.2±10.5	20.8±5.86	4.12±1.10	138±2.90	5.25±0.13	108±0.60	26.2±2.10	5.60±1.61	5.60±0.40	3.11±0.37
	雌	0.70 ± 0.04	65.5±21.1	0.67±0.17	85.0±9.50	17.9±4.50	3.90±0.95	134±2.60	5.40±0.15	107±0.55	24.8±2.30	6.55±1.30	7.40±0.50	1.38±0.28
	范围	(0.10-0.90)	(26.0-82.4)	(0.30-1.00)	(62.8-176)	(13.9-28.3)	(1.20-5.00)	(128-145)	(4.85-5.85)	(105-110)	(20.2-31.5)	(2.30-9.20)	(3.20-8.50)	(0.80-3.90)
大鼠	雄	0.35 ± 0.02	28.3±10.2	0.46±0.13	78.0±14.0	15.5±4.44	1.99±0.25	147±2.65	5.82±0.11	102±0.85	24.0±3.80	7.56±1.51	12.2±0.75	3.12±0.41
	雌	0.24 ± 0.07	24.7±9.62	0.49±0.12	71.0±16.0	13.8±4.15	1.79±0.24	146±2.50	6.70±0.12	101±0.95	20.8±3.60	8.26±1.41	10.6±0.89	2.60±0.21
	范围	(0.00-0.55)	(10.0-54.0)	(0.20-0.80)	(50.0-135)	(5.0-29.0)	(1.20-7.50)	(143-156)	(5.40-7.00)	(100-110)	(12.6-32.0)	(3.11-11.0)	(7.20-13.9)	(1.60-4.44)
豚鼠	雄	0.30 ± 0.08	32.0±10.5	1.38±0.39	95.3±11.9	25.2±6.37	3.45±0.40	122±0.98	4.87±0.84	92.3±1.04	22.0±4.00	5.33±1.15	9.60±0.63	2.35±0.25
	雌	0.32 ± 0.07	26.8±11.1	1.40±0.35	89.0±9.60	21.5±5.84	3.38±0.41	125±0.96	5.06±0.93	96.5±1.19	20.9±3.80	5.30±1.10	10.7±0.58	2.46±0.27
	范围	(0.00-0.90)	(16.0-43.0)	(0.62-2.18)	(82.0-107)	(9.00-31.5)	(1.30-5.60)	(120-146)	(3.80-7.95)	(90.0-115)	(12.8-30.0)	(3.00-7.63)	(8.30-12.0)	(1.80-3.00)
兔	雄	0.32 ± 0.04	26.7±12.9	1.59±0.34	135±12.0	19.2±4.93	2.65±0.88	146±1.15	5.75±0.20	101±1.45	24.2±3.15	4.82±1.05	10.1±1.11	2.52±0.24
	雌	0.30 ± 0.04	24.5±11.2	1.67±0.38	128±14.0	17.6±4.36	2.62±0.87	141±1.40	6.40±0.16	105±1.22	22.8±3.20	5.06±0.93	9.50±1.10	3.20±0.22
	范围	(0.00-0.74)	(10.0-80.0)	(0.50-2.65)	(78.0-155)	(13.1-29.5)	(1.00-4.30)	(138-155)	(3.70-6.80)	(92.0-122)	(16.2-31.8)	(2.30-6.90)	(5.60-12.1)	(2.00-5.40)
地鼠	雄	0.42 ± 0.12	54.8±11.9	1.05±0.28	73.4±12.6	23.4±6.74	4.85±0.45	128±1.90	4.66±0.40	96.7±1.19	37.3±2.20	5.29±0.96	9.52±0.98	2.54±0.22
	雌	0.36 ± 0.11	51.5±11.0	0.98±0.30	65.0±10.5	20.8±5.64	4.36±0.50	134±2.30	5.30±0.50	93.8±1.20	39.1±2.30	6.04±1.10	10.4±0.92	2.20±0.14
	范围	(0.20-0.74)	(10.0-80.0)	(0.35-1.65)	(32.6-118)	(12.5-26.0)	(1.80-5.30)	(106-146)	(4.00-5.90)	(85.7-112)	(32.7-44.1)	(3.40-8.24)	(7.40-12.0)	(1.90-3.50)
狗	雄	0.25 ± 0.11	211±32.0	1.35±0.35	132±16.4	15.0±4.90	0.55±0.11	147±2.20	4.54±1.10	114±1.15	21.8±3.60	4.40±1.00	10.2±0.42	2.10±0.30
	雌	0.21 ± 0.10	150±17.0	1.08±0.15	110±12.5	13.9±3.20	0.42±0.10	146±1.90	4.42±0.20	111±1.20	22.2±2.91	3.70±0.50	9.40±0.50	2.20±0.28
	范围	(0.00-0.50)	(137-275)	(0.8-2.05)	(80.0-165)	(5.00-23.9)	(0.20-0.90)	(139-153)	(3.60-5.20)	(103-121)	(14.6-29.4)	(2.70-5.70)	(9.30-11.7)	(1.50-2.80)
猫	雄	0.18 ± 0.05	1.50±0.50	1.50±0.50	120±14.0	25.0±5.00	1.45±0.22	150±1.15	4.25±0.24	120±1.10	20.4±2.40	6.20±1.07	10.1±0.85	2.64±0.25
	雌	0.15±0.04	1.40±0.45	1.40±0.45	114±15.0	27.5±4.50	1.30±0.20	152±1.20	5.30±0.31	112±1.00	21.8±2.80	6.40±1.17	11.2±0.92	2.54±0.21
	范围	(0.10-1.89)	(0.40-2.60)	(0.40-2.60)	(60.0-145)	(14.0-32.5)	(0.00-1.85)	(147-156)	(4.00-6.00)	(110-123)	(14.5-27.4)	(4.50-8.10)	(8.10-13.3)	(2.00-3.00)
猕猴	雄	0.38±0.28	1.50±0.09	1.50±0.09	91.0±14.0	12.3±19.0	0.90±0.11	153±7.50	4.70±0.80	115±12.5		5.16±1.00	9.61±0.33	
	雌	0.51±0.60	1.28±0.06	1.28±0.06	71.8±10.6	13.0±1.10	1.29±0.14	150±6.30	4.08±0.65	110±27.6		5.25±1.20	10.9±0.70	
绵羊	雄	0.29±0.09	1.56±0.36	1.56±0.36	96.0±17.0	24.0±2.55	1.22±0.70	149±4.25	4.70±0.91	120±0.60	26.2±1.80	5.90±0.11	11.4±0.32	2.27±0.25
	雌	0.15±0.05	2.20±0.40	2.20±0.40	80.8±18.0	28.0±4.10	1.15±0.72	155±3.56	5.40±0.62	116±0.74	27.1±2.20	4.40±0.21	12.2±0.28	2.50±0.30
	范围	(0.00-0.10)	(0.70-3.00)	(0.70-3.00)	(55.0-131)	(15.0-36.0)	(0.00-1.90)	(140-164)	(4.40-6.70)	(115-121)	(21.2-32.1)	(4.00-7.00)	(10.4-14.0)	(1.80-2.40)
山羊	雄	0.05±0.01	1.36±0.46	1.36±0.46	83.5±15.0	20.5±3.80	0.67±0.33	147±3.52	3.61±0.18	103±0.52	24.6±2.10	10.9±0.98	10.3±0.70	2.50±0.36
	雌	0.05±0.01	1.15±0.42	1.15±0.42	72.0±16.5	17.4±3.60	0.60±0.30	149±4.10	2.95±0.24	106±0.46	26.1±2.20	7.87±1.42	10.7±0.62	3.20±0.35
	范围	(0.00-0.10)	(0.20-2.21)	(0.20-2.21)	(43-100)	(13.0-44.0)	(0.20-1.10)	(141-157)	(2.45-4.11)	(98.0-111)	(19.6-31.1)	(5.00-13.7)	(8.80-12.2)	(1.80-3.95)
鸡	雄	0.10±0.02	1.38±0.27	1.38±0.27	162±15.1	1.95±0.75	5.28±1.20	153±2.35	5.06±0.38	119±1.38	23.0±2.1	7.05±0.80	14.4±5.20	2.58±0.27
	雌	0.05±0.049	1.10±0.30	1.10±0.30	167±16.2	1.80±0.80	5.30±1.40	158±2.46	5.63±0.41	117±1.26	24.6±2.30	6.85±0.91	19.6±4.86	1.70±0.30
	范围	(0.00-0.20)	(0.90-1.85)	(0.90-1.85)	(152-182)	(1.50-6.30)	(2.47-8.08)	(148-163)	(4.60-6.50)	(116-140)	(17.6-29.8)	(6.20-7.90)	(9.0-23.7)	(1.30-3.80)

注：mg%，每 100 毫克血清中所含的 mg 数